临床常见疾病护理与护理管理

李建红 李立群 张丽英 周冬梅 郑惠霞 陈美君 ◎ 主编

吉林科学技术出版社

图书在版编目(CIP)数据

临床常见疾病护理与护理管理/李建红等主编.
长春：吉林科学技术出版社，2024.6.--ISBN 978-7
-5744-1612-3

I.R47

中国国家版本馆 CIP 数据核字第 2024A3C710 号

临床常见疾病护理与护理管理

LINCHUANG CHANGJIAN JIBING HULI YU HULI GUANLI

主　　编　李建红 李立群 张丽英 周冬梅 郑惠霞 陈美君
出 版 人　宛　霞
责任编辑　隋云平
封面设计　石　加
制　　版　石　加
幅面尺寸　185mm×260mm
开　　本　16
字　　数　150 千字
印　　张　10
印　　数　1-1500 册
版　　次　2024 年 6 月第 1 版
印　　次　2024 年 12 月第 1 次印刷

出　　版　吉林科学技术出版社
发　　行　吉林科学技术出版社
地　　址　长春市南关区福祉大路 5788 号出版大厦 A 座
邮　　编　130118
发行部电话/传真　0431—81629529　　81629530　　81629531
　　　　　　　　　　　　81629532　　81629533　　81629534
储运部电话　0431-86059116
编辑部电话　0431-81629510
印　　刷　三河市嵩川印刷有限公司

书　　号　ISBN 978-7-5744-1612-3
定　　价　65.00 元

《临床常见疾病护理与护理管理》

编委会

主　编　李建红　东营市人民医院

李立群　聊城市人民医院

张丽英　巨野县人民医院

周冬梅　东莞市石碣医院

郑惠霞　东莞市石碣医院

陈美君　威海市中医院

副主编　周惠娟　常州市中医医院

鲁春凤　郓城县人民医院

徐超红　温岭市第一人民医院

左华清　康复大学青岛中心医院

王　芳　宿迁市中医院

王春莲　赣县区人民医院

马　羽　四川卫生康复职业学院

罗春霞　广州市民政局精神病院

鲁　艳　武警新疆总队医院

孙安玲　招远市心理康复医院

刘　佳　淄博市中医医院（淄博市骨科医院、淄博市康复医院）

肖　丹　苏州九龙医院

胡秀林　眉山市人民医院

李建玲　灌南县第一人民医院

金　丹　苏州市相城区第二人民医院

前　言

　　本书旨在全面系统地阐述临床各科常见疾病的护理知识与护理管理策略，内容涵盖内科、外科、耳鼻喉科等多个领域，详细解析了各种疾病的护理要点、护理评估、护理措施技巧等内容。本书具有较强的理论性和实用性，既有深入浅出的理论基础，又有丰富的护理技术要点，有利于医院临床护理人员系统掌握常见疾病护理常规，进一步提高临床护理质量，不断地把最新护理理论与临床实际相结合，推动护理工作规范化、标准化建设，更好地造福于广大患者。

目　录

第一章　内科常见疾病护理

第一节　原发性高血压

原发性高血压是以血压升高为临床表现，伴或不伴多种心血管危险因素的综合征，通常简称为高血压，是多种心、脑血管疾病的重要病因和危险因素，影响心、脑、肾等重要脏器的结构和功能，最终导致器官功能衰竭。原发性高血压的病因为多因素，是遗传易感性（约占40%）和环境因素（约占60%）相互作用的结果。大多数起病缓慢、逐渐进展，一般缺乏特殊的临床表现，约1/5的患者无症状，仅在测量血压时或发生心脏、脑、肾等并发症时才能被发现。主要治疗措施为降压治疗，原则上应将目标血压降到患者能耐受的最低水平，一般主张血压应<90/140mmHg，65岁及以上老年人收缩压应控制在150mmHg以下，如能耐受可进一步降低。

一、病因及发病机制

原发性高血压是一种原因不明，以血压增高为主要临床表现的综合征。目前认为，原发性高血压是在一定的遗传背景下由于多种后天环境因素相互作用，使正常血压调节机制失代偿所致。一般认为遗传因素约占40%，其他因素约占60%。

（一）遗传因素

原发性高血压有明显的家族聚集性。双亲均有高血压，子女的发病概率高达46%，约60%的高血压患者有家族史。提示其有遗传学基础或伴有遗传生化异常。

（二）其他因素

1.年龄

高血压发病率随年龄增长而上升，35岁以后发病概率明显增加。

1

2.肥胖

肥胖者易患高血压，其发病率是体重正常者的2～6倍。

3.摄盐量

摄入食盐量与高血压的发生有密切关系，盐摄入量高的地区发病率明显高于摄入量低的地区。

4.职业

脑力劳动者发病率高于体力劳动者。

5.其他因素

大量吸烟、长期的噪声影响、反复的精神刺激、精神持续的紧张等均与高血压病的发生有相关性。

二、临床表现

（一）症状

大多数起病缓慢、逐渐进展，早期症状不明显，一般缺乏特殊的临床表现。只有在精神紧张、情绪激动后才会出现血压暂时性升高，随后即可恢复正常；部分患者没有症状，常见症状有头痛、头晕、颈项板紧、疲劳、心悸等，在紧张或劳累后症状加重，其不一定与血压水平有关，多数症状可自行缓解。也可出现视力模糊、鼻出血等较重症状。约1/5的患者无症状，仅在测量血压时或发生心、脑、肾等并发症时才能被发现。

（二）体征

血压受季节、昼夜、情绪等因素影响有较大波动。冬季血压较高，夏季血压较低；血压有明显昼夜波动，一般夜间血压较低，清晨起床活动后血压迅速升高，形成清晨血压高峰。患者在家中的自测血压值往往低于在医院所测血压值。心脏听诊时可有主动脉瓣区第二心音亢进、收缩期杂音或收缩早期喀喇音。高血压后期的临床表现常与心、脑、肾损害程度有关。

（三）并发症

随病程进展，血压持久升高，可导致心、脑、肾等靶器官受损。

1.心脏

血压长期升高使心脏尤其左心室后负荷过重，致使左心室肥厚、扩大，形成高血压性心脏病，最终导致左心衰竭。高血压可促使冠状动脉粥样硬化的形成，并使心肌耗氧量增加，可出现心绞痛、心肌梗死和猝死等症状。

2.脑

长期高血压易形成颅内微小动脉瘤，血压突然增高时可引起微小动脉瘤破裂而导致脑出血。血压急剧升高还可发生一过性脑血管痉挛，导致短暂性脑缺血发作及脑血栓形成，出现头痛、失语、肢体瘫痪。血压极度升高可引发高血压脑病。

3.肾

长期而持久血压升高，可引起肾小动脉硬化，导致肾功能减退，从而出现蛋白尿，晚期可出现氮质血症及尿毒症。

4.血管

除心脏、脑、肾血管病变外，严重高血压可促使主动脉夹层形成并破裂，常可致命。

5.眼底

眼底病变可反映高血压的严重程度，根据病变的严重程度可分为四级。Ⅰ级为视网膜动脉痉挛、变细、反光增强；Ⅱ级为视网膜动脉狭窄，动、静脉交叉压迫；Ⅲ级为上述血管病变基础上有眼底出血或棉絮状渗出；Ⅳ级为出血或渗出伴有视盘水肿。

（四）高血压危象

高血压危象是指短时期内血压急剧升高，需要快速降压治疗的紧急临床情况包括高血压急症和高血压亚急症。

1.高血压急症

高血压急症是指短时期内（数小时或数天）血压重度升高，舒张压＞120mmHg和

（或）收缩压＞180mmHg，并伴有重要组织器官如心脏、脑、肾、眼底、大动脉的严重功能障碍或不可逆损害。

2.高血压亚急症

高血压亚急症是指血压显著升高但不伴有靶器官损害。患者可有血压明显升高引起的症状，如头痛、胸闷、鼻出血和烦躁不安等。

三、实验室及辅助检查

（一）常规检查

尿常规、血糖、血胆固醇、血甘油三酯、肾功能、血尿酸和心电图。

（二）眼底、超声心动图检查

部分患者可根据需要检查眼底、超声心动图、电解质等。

（三）24小时动态血压监测

有助于判断血压升高严重程度、了解血压昼夜节律、指导降压治疗以及评价降压药物疗效。

四、主要护理诊断

（一）疼痛

疼痛与血压增高有关。

（二）有受伤的危险

受伤与头晕、视力模糊、意识改变或发生直立性低血压有关。

（三）知识缺乏

缺乏疾病预防、保健知识和高血压用药知识。

（四）潜在并发症

潜在并发症有高血压危象、高血压脑病等。

五、护理措施

（一）一般护理

1.休息与活动

保持病室安静，减少探视。头痛时指导患者卧床休息并抬高床头，避免劳累、情绪激动、精神紧张、吸烟、酗酒、环境嘈杂等。

2.防止低血压反应

指导患者改变体位时动作宜缓慢，避免长时间站立，选择平静休息时服药，避免用过热的水洗澡或蒸汽浴而引起周围血管扩张，防止发生低血压反应。

3.避免受伤

避免迅速改变体位，避免活动场所光线暗、室内有障碍物、地面滑、厕所无扶手等危险因素，必要时加用床挡。患者症状严重时应有家属陪伴，防止发生意外。

（二）饮食护理

1.生活方式

（1）学会自我调整心理平衡，保持乐观的情绪，家属也应给患者以理解、宽容与支持。

（2）增加运动：较好的运动方式是低或中等强度的等张运动，可根据患者的年龄及身体状况选择慢跑或步行，一般每周3～5次，每次30～60分钟。

2.饮食与体重控制

（1）减轻体重：尽量将体重指数（BMI）控制在<24kg/m²。体重降低对于改善胰岛素抵抗、糖尿病、高脂血症和左心室肥厚均有益。

（2）减少钠盐摄入：每天食盐量不超过6g。

（3）补充钙和钾：多食新鲜蔬菜、牛奶可补充钙和钾。每人每天吃新鲜蔬菜400～500g，喝牛奶500mL，可以补充钾1000mg、钙400mg。

（4）减少脂肪摄入：膳食中脂肪量应控制在总热量的25%以下。

（5）限制饮酒：饮酒量每天不可超过相当于50g酒精的量。

（三）用药护理

1.血压控制目标值

目前一般主张血压控制目标值应＜90/140mmHg。对于老年收缩期高血压患者，收缩压控制在 150mmHg 以下，如果能耐受可降至 140mmHg。

2.降压药物应用原则

（1）小剂量开始，逐步增加剂量。

（2）优先选择长效制剂。

（3）联合用药，以增加降压效果，减少不良反应。

（4）个体化：根据患者具体情况和耐受性等，选择适合患者的降压药。

3.用药指导

（1）告知有关降压药的名称、剂量、用法、作用及不良反应，嘱患者按时按量服药。

（2）不能擅自突然停药，若经治疗，血压得到满意控制后，可按医嘱逐渐减少药物剂量。如果突然停药，可导致血压突然升高，冠心病患者突然停用β受体阻滞剂可诱发心绞痛、心肌梗死等。

（3）强调长期药物治疗的重要性，通过服用降压药物使血压降至理想水平后，应继续服用维持量，以保持血压相对稳定。

4.观察药物不良反应

遵医嘱给予降压药物治疗，测量用药前后的血压以判断疗效，并观察药物的不良反应。如使用噻嗪类和袢利尿剂时应注意补钾，防止低钾血症；使用β受体阻滞剂时应注意患者心率，是否有心动过缓；使用钙通道阻滞剂硝苯地平有头痛、面色潮红、下肢水肿等不良反应，地尔硫可致负性肌力作用和心动过缓；血管紧张素转换酶抑制剂可引起刺激性干咳及血管性水肿等不良反应。

（四）并发症护理

高血压急症是指原发性或继发性高血压患者，在某些诱因作用下，血压突然和明显升高（一般超过 120/180mmHg），并伴有进行性心、脑、肾等重要靶器官功能不全的表现。

（1）避免诱因：避免情绪激动、过劳和寒冷刺激。必须按医嘱服用降压药物，不可擅自增减药量，更不可突然停药，以免血压突然急剧升高。

（2）发生高血压急症时，患者要绝对卧床休息，抬高床头，避免一切不良刺激和不必要的活动。稳定患者情绪，必要时可使用镇静剂。吸氧，保持呼吸道通畅。迅速建立静脉通路，遵医嘱尽早应用降压药物，用药过程注意监测血压变化，避免出现血压骤降，初始阶段血压控制的目标为平均动脉压的降低幅度不超过治疗前水平的 25%，在之后的 2～6 小时将血压降至安全水平，一般为 100/160mmHg。如果临床情况稳定，在之后的 24～48 小时逐渐降低血压至正常水平。特别是在应用硝普钠和硝酸甘油时，应严格遵医嘱控制滴速，密切观察药物的不良反应。

（3）定期监测血压，严密观察病情变化，发现血压急剧升高、剧烈头痛、呕吐、大汗、视物模糊、面色及意识改变、肢体运动障碍等症状，应立即通知医师。一旦发生高血压急症，应立即卧床休息，抬高床头，避免一切不良刺激和不必要的活动，协助生活护理，安定情绪，必要时按医嘱使用镇静剂。吸氧，保持呼吸道通畅，持续心电血压监护。

（五）病情观察

（1）血压及症状监测：观察患者血压改变，必要时进行动态血压监测。评估患者头痛、头晕程度、持续时间，是否伴有眼花、耳鸣、恶心、呕吐等症状。

（2）严密观察有无呼吸困难、咳嗽、咳泡沫痰、突然胸骨后疼痛等心脏受损的表现；观察头痛性质、精神状态、视力、语言能力、肢体活动障碍等急性脑血管疾病的表现；观察有无尿量变化、有无水肿以及肾功能检查结果是否异常，以便及早发现肾衰竭。

（3）防止低血压反应，避免受伤：①定时测量患者的血压并做好记录，当患者有头晕、眼花、耳鸣、视力模糊等症状时，应嘱患者卧床休息，协助其如厕或活动，防止意外发生；②告诉患者直立性低血压的表现为乏力、头晕、心悸、出汗、恶心、呕吐等症状，在联合用药、服首剂药物或加量时应特别注意；③指导患者改变体位时动作宜缓慢，以防发生急性低血压反应；④避免用过热的水洗澡或蒸气浴，防止周围血管扩张导致晕厥。

（六）健康指导

1.疾病知识指导

让患者了解控制血压的重要性和终身治疗的必要性。教会患者正确测量血压的方法，指导患者调整心态，避免情绪激动，以免诱发血压增高。

2.生活方式指导

负性情绪反应可使血压升高，应指导患者自我调节，减轻精神压力，避免情绪激动、紧张，保持健康的心理状态。学会自我调整心理平衡，保持乐观情绪，家属也应给患者以理解、宽容与支持。

3.指导患者正确服用药物

强调长期药物治疗的重要性。告知有关降压药物的名称、剂量、用法、作用及不良反应，并提供书面材料。告知患者不能擅自突然停药，经治疗血压得到有效控制后，可以逐渐减少药物剂量。

4.合理安排运动量

根据患者年龄和血压水平选择适宜的运动方式，运动强度因人而异，常用的运动强度指标为运动时最大心率＝170－年龄，运动频率一般每周 3～5 次，每次持续 30～60 分钟。注意劳逸结合，运动强度、时间和频率以不出现不适反应为度，避免竞技性和力量性运动。

5.定期复诊

教会患者或家属及时测量血压并记录，定期到门诊复查，病情变化时应立即就医。

第二节　呼吸衰竭

呼吸衰竭是指各种原因引起的肺通气和（或）换气功能严重障碍，使静息状态下亦不能维持足够的气体交换，导致低氧血症伴（或不伴）高碳酸血症，进而引发一系列病理生理改变和相应临床表现的综合征。其临床表现缺乏特异性，明确诊断有赖于动脉血气分析：在海平面、静息状态、呼吸空气条件下，动脉血氧分压（PaO_2）<60mmHg，伴（或不伴）二氧化碳分压（$PaCO_2$）>50mmHg，即可诊断为呼吸衰竭。治疗原则包括治疗原发病、保持气道通畅、适当氧疗等。

一、病因及发病机制

（一）病因

（1）呼吸系统疾病，如上呼吸道梗阻、气管-支气管炎、支气管哮喘、呼吸道肿瘤等引起气道阻塞，导致通气不足或伴有气体分布不均，引起通气/血流比例失调；肺组织病变，如肺部感染、重症肺结核、肺气肿、弥漫性肺纤维化、肺水肿、急性呼吸窘迫综合征（ARDS）、硅肺等导致有效呼吸面积减少，肺顺应性下降；胸廓病变，如胸廓畸形、外伤、手术创伤、气胸和大量胸腔积液等影响换气功能；肺血管疾病，如肺血管栓塞、肺毛细血管瘤等引起通气/血流比例失调。

（2）神经系统及呼吸肌病变，如脑血管病变、脑炎、脑外伤、药物中毒、电击等直接或间接抑制呼吸中枢；脊髓灰质炎、多发性神经炎、重症肌无力等导致呼吸肌无力和麻痹，因呼吸动力下降引起通气不足。

（二）发病机制

缺氧和二氧化碳潴留发生的主要机制为肺泡通气不足、通气/血流比例失调，以及气体弥散障碍。

1.肺泡通气不足

慢性阻塞性肺疾病（COPD）可引起气道阻力增加、呼吸动力减弱、生理无效腔增加，最终导致肺泡通气不足。肺泡通气不足可引起缺氧和二氧化碳潴留。

2.通气/血流比例失调

通气/血流比例失调是造成低氧血症最常见的原因。正常每分钟肺泡通气量（V）为4L，肺毛细血管血流量（Q）为5L，二者之比（V/Q）在正常情况下应保持在0.8，才能保证有效的气体交换。若V/Q<0.8，则静脉血不能充分氧合，形成肺动-静脉分流；若V/Q>0.8，吸入的气体则不能与血液进行有效的气体交换，即生理无效腔增多。V/Q失调通常只引起缺氧而无二氧化碳潴留。

3.气体弥散障碍

肺内气体交换是通过弥散过程来实现的。弥散过程受多种因素影响，如弥散面积、肺泡膜的厚度、气体的弥散能力、气体分压差等。氧的弥散能力仅为二氧化碳的1/20，故弥散障碍主要影响氧的交换，产生单纯缺氧。

（三）呼吸衰竭对机体的影响

呼吸衰竭时发生的低氧血症和高碳酸血症，通常先引起各系统器官的功能和代谢发生一系列代偿适应反应，以改善组织的供氧，调节酸碱平衡和适应已经发生改变的内环境。当呼吸衰竭进入严重阶段时，则出现代偿不全，表现为各系统器官严重的功能和代谢紊乱直至衰竭。

1.对中枢神经系统的影响

（1）缺氧对中枢神经系统的影响：脑组织耗氧量大，占全身耗氧量的20%～25%，全身各组织器官的细胞中，脑细胞对缺氧最为敏感。①通常完全停止供氧4～5分钟可引起不可逆的脑损害；②PaO_2降至60mmHg，可引起注意力不集中、视力下降和智力减退；③PaO_2降至40～50mmHg可致头痛、烦躁不安、定向力和记忆力障碍、精神错乱、嗜睡、谵妄等；④PaO_2低于30mmHg可引起意识丧失，甚至昏迷；⑤PaO_2低于20mmHg数分钟，可致神经细胞出现不可逆性损伤。

（2）二氧化碳增加对中枢神经系统的影响：①轻度二氧化碳增加，对皮质下层刺激加强，间接引起皮质兴奋；②二氧化碳潴留可影响脑细胞代谢，降低脑细胞兴奋性，抑制大脑皮质活动，使中枢神经处于麻醉状态（又称二氧化碳麻醉）。

（3）肺性脑病：缺氧和二氧化碳潴留导致的神经精神障碍综合征。缺氧和二氧化碳潴留均会使脑血管扩张，血流量增加。严重缺氧会引起脑间质和脑细胞内水肿，导致颅内压增高，继而加重组织缺氧而造成恶性循环。

2.对呼吸系统的影响

呼吸衰竭可导致：①缺氧可对呼吸中枢产生抑制作用，$PaO_2 < 30mmHg$，抑制作用占优势；$PaO_2 < 60mmHg$，作用于颈动脉体和主动脉体化学感受器，反射性地兴奋呼吸中枢，但若缺氧缓慢加重，反射作用会较迟钝；②二氧化碳是强有力的呼吸中枢兴奋剂，$PaCO_2$ 轻度增加时，通气量可明显增加，但 $PaCO_2 > 80mmHg$，会对呼吸中枢产生抑制和麻醉作用。

3.对循环系统的影响

缺氧和二氧化碳潴留均可刺激心脏，使心率加快、心排血量增加、血压上升，引起肺动脉收缩、肺循环阻力增加，导致肺动脉高压、右心负荷加重。急性严重缺氧或酸中毒可引起严重心律失常或心搏骤停；长期慢性缺氧可导致心肌纤维化、心肌硬化。$PaCO_2$ 轻、中度升高，使浅表毛细血管和静脉扩张，使部分肌肉、肾和脾血管收缩，因此患者四肢红润、温暖、多汗。

4.对消化系统和肾功能的影响

缺氧可损害肝细胞，使丙氨酸氨基转移酶升高，随着缺氧的纠正，肝功能可逐渐恢复正常。轻度缺氧和二氧化碳潴留会扩张肾血管，增加肾血流量和肾小球滤过率，使尿量增多，但当 PaO_2 为 40mmHg（5.3 kPa）时，肾血流量减少，肾功能受到抑制。当 $PaCO_2 > 65mmHg$（8.7 kPa）时，pH 明显下降，肾血管痉挛，肾血流量减少、尿量减少。若及时治疗，随呼吸功能的好转，肾功能可以恢复。

5.对酸碱平衡和电解质的影响

严重缺氧抑制细胞的能量代谢，产生大量乳酸和无机磷，导致代谢性酸中毒。由于能量不足，引起钠泵功能障碍，使钾离子由细胞内转移到血液和组织间隙，钠离子和氢离子进入细胞内，造成细胞内酸中毒和高钾血症。急性二氧化碳潴留加重酸中毒，血 pH 下降；慢性呼吸衰竭因二氧化碳潴留发生缓慢，由于机体的代偿作用，血 pH 下降不明显。

二、分类

（一）按照动脉血气分析结果分类

1. I 型呼吸衰竭

$PaO_2<60mmHg$，$PaCO_2$ 降低或正常，见于换气功能障碍的疾病。

2. II 型呼吸衰竭

$PaO_2<60mmHg$，伴 $PaCO_2>50mmHg$，系肺泡通气不足所致，若还伴有换气功能障碍，则缺氧更为严重。

（二）按照起病急缓分类

1. 急性呼吸衰竭

某些突发致病因素使通气和（或）换气功能迅速出现严重障碍，在短时间内发展为呼吸衰竭，如不及时抢救将危及生命。

2. 慢性呼吸衰竭

呼吸和神经肌肉系统的慢性疾病，导致呼吸功能损害逐渐加重，经较长时间发展为呼吸衰竭。

（三）按照发病机制分类

1. 泵衰竭

由呼吸泵（驱动或制约呼吸运动的神经、肌肉及胸廓）功能障碍引起，主要表现为 II 型呼吸衰竭。

2. 肺衰竭

由肺组织、气道阻塞和肺血管病变引起，主要表现为 I 型呼吸衰竭。

三、临床表现

除呼吸衰竭原发病的症状和体征外，主要是缺氧和二氧化碳潴留引起的呼吸困难和多脏器功能障碍。

（一）呼吸困难

急性呼吸衰竭早期表现为呼吸频率加快，重者出现"三凹征"；中枢性呼吸衰竭表现为潮式呼吸或间断呼吸等；慢性呼吸衰竭轻者表现为呼吸费力伴呼气延长，重者呼吸浅快；并发二氧化碳麻醉时转为浅慢呼吸或潮式呼吸。

（二）发绀

发绀是缺氧的典型症状，当动脉血氧饱和度（SaO_2）低于90%时，可在口唇、甲床等处出现发绀。因发绀的程度与还原血红蛋白含量相关，故伴有严重贫血或出血者，发绀可不显露，而COPD的患者，由于红细胞数量增多，发绀则更明显。

（三）精神神经症状

慢性呼吸衰竭的精神症状不如急性呼吸衰竭明显，多表现为智力或定向功能障碍。缺氧早期由于脑血管扩张、血流量增加，出现搏动性头痛，继而注意力分散，智力或定向力减退；随着缺氧程度的加重，患者可逐渐出现烦躁不安、意识恍惚，进而嗜睡、昏迷。二氧化碳潴留常表现出先兴奋后抑制的症状，兴奋症状包括多汗、烦躁不安、白天嗜睡、夜间失眠等；二氧化碳潴留加重时，中枢神经系统则表现出抑制作用，患者出现意识淡漠、肌肉震颤或扑翼样震颤、间歇抽搐、昏睡、昏迷等称"肺性脑病"。

（四）循环系统表现

二氧化碳潴留使外周浅表静脉充盈、皮肤充血、温暖多汗。早期由于心排血量增加，患者可有心率增快、血压升高；后期出现周围循环衰竭、血压下降、心率减慢和心律失常，同时，由于长期的慢性缺氧和二氧化碳潴留引起肺动脉高压，患者可出现右心衰竭的症状。

（五）消化和泌尿系统表现

严重呼吸衰竭可损害肝、肾功能，出现应激性溃疡、上消化道出血。

四、实验室及辅助检查

（一）实验室检查

1.血气分析

临床上，常以动脉血气分析结果作为诊断呼吸衰竭的重要依据。呼吸衰竭时，PaO_2＜60mmHg（正常值为 80～100mmHg）、$PaCO_2$＞50mmHg（正常值为 35～45mmHg）、动脉血氧饱和度（SaO_2）＜75%（正常值为 97%以上）。代偿性酸中毒或碱中毒时，pH＜7.35 为失代偿性酸中毒，pH＞7.45 为失代偿性碱中毒。但 pH 异常不能说明是何种性质的酸碱失衡。剩余碱（BE）为机体代谢性酸碱失衡的定量指标，代谢性酸中毒时，BE 负值增大；代谢性碱中毒时，BE 正值增大。二氧化碳结合力（CO_2CP）可作为反映体内主要碱储备的指标，代谢性酸中毒或呼吸性碱中毒时 CO_2CP 降低，代谢性碱中毒或呼吸性酸中毒时 CO_2CP 升高。

2.电解质测定

呼吸性酸中毒合并代谢性酸中毒时有高钾血症。呼吸性酸中毒合并代谢性碱中毒时有低钾血症和低氯血症。

3.痰液检查

痰液涂片与细菌培养的检查结果，有利于确诊病因。

（二）影像学检查

胸部 X 线平片、CT 和放射性核素肺通气/灌注扫描、肺血管造影等检查有助于分析呼吸衰竭的原因。

（三）其他

肺功能检查有助于判断原发病的种类和严重程度，纤维支气管镜检查可以明确大气道情况，取得病理学证据。

五、主要护理诊断

（一）气体交换受损

气体交换受损与通气不足、肺内分流增加、通气/血流失调和弥散障碍有关。

（二）清理呼吸道无效

清理呼吸道无效与呼吸道感染、分泌物过多或黏稠、咳嗽无力及大量液体和蛋白质漏入肺泡有关。

（三）焦虑

焦虑与呼吸窘迫、疾病危重以及对环境和事态失去自主控制有关。

（四）营养失调（低于机体需要量）

营养失调与气管插管和代谢增高有关。

（五）语言沟通障碍

语言沟通障碍与建立人工气道、极度衰弱有关。

（六）潜在并发症

潜在并发症有重要器官缺氧性损伤。

六、护理措施

（一）一般护理

1.病情观察

密切观察生命体征，注意呼吸状况、循环状况、意识状况以及消化系统、泌尿系统及神经系统症状，监测体液平衡状况、血气分析及电解质和酸碱平衡情况，及时发现肺性脑病及休克；注意尿量及粪便颜色，及时发现上消化道出血。病情严重者应转至ICU，以便及时发现病情变化。

2.休息

急性呼吸衰竭患者绝对卧床，保证患者充分休息。慢性呼吸衰竭患者代偿期可下地活动。

3.保持呼吸道通畅

鼓励患者咳嗽、咳痰，更换体位，多饮水；危重患者定时翻身、拍背，帮助排痰，如建立人工气道者，应加强气道管理，适时吸痰；意识清楚者可遵医嘱雾化吸入。

4.遵医嘱合理氧疗

Ⅰ型呼吸衰竭患者给予较高浓度氧（>35%），使 PaO_2 迅速升至 60～80mmHg，或 SaO_2>90%，Ⅱ型呼吸衰竭患者给予低浓度（<35%）持续吸氧，使 PaO_2 控制在60mmHg，或 SaO_2 在 90%或略高。用氧过程中观察患者意识、发绀程度、尿量、呼吸、心率等变化。如意识转清楚、发绀减轻、尿量增多、心率减慢、呼吸正常、皮肤变暖，提示氧疗有效；如意识障碍加深或呼吸过度表浅、缓慢，提示二氧化碳潴留加重。

（二）饮食护理

鼓励患者进食营养丰富、高蛋白、高热量、高维生素、易消化食物，少量多餐，多吃新鲜水果、蔬菜，多饮水，增加纤维素，控制糖类，预防便秘引起的呼吸困难；不能进食者鼻饲饮食。

（三）用药护理

（1）使用呼吸兴奋剂时，保持呼吸道通畅，输入速度严格遵医嘱，不宜过快，用药后注意呼吸频率、幅度、意识及动脉血气分析变化，以便调节剂量，如出现恶心、呕吐、烦躁、面肌抽搐等症状，及时通知医师。

（2）应用糖皮质激素患者须警惕细菌和真菌二重感染，定期检查口腔黏膜有无真菌感染并给予相应处理。

（3）抗生素治疗时，为保证疗效，一定浓度的药液应在要求的时间内滴入。

（4）应用茶碱类药物时注意速度不宜过快，浓度不宜过高，密切观察是否出现恶心、呕吐、心律失常，甚至心室颤动。

（5）禁用对呼吸有抑制作用的药物，如吗啡；烦躁不安、夜间失眠患者，慎用镇静剂，以免引起呼吸抑制。

（四）对症护理

1.低氧的护理

（1）根据其基础疾病、呼吸衰竭的类型和缺氧的严重程度应选择适当的给氧方法和 FiO_2。

（2）常用鼻导管、鼻塞、面罩给氧或配合机械通气行气管内给氧。鼻导管和鼻塞法用于轻度和Ⅱ型呼吸衰竭患者；简单面罩用于缺氧较严重的Ⅰ型呼吸衰竭和 ARDS 患者；无重复呼吸面罩用于有严重低氧血症、呼吸状态极不稳定的Ⅰ型呼吸衰竭和 ARDS 患者；面罩给氧尤适用于 COPD 所致的呼吸衰竭，且能按需调节 FiO_2。

（3）若呼吸困难缓解、意识转清、发绀减轻、心率减慢、尿量增多、皮肤转暖，提示氧疗有效。

（4）若患者意识清楚、呼吸频率正常、发绀消失、精神好转、$PaO_2 > 60mmHg$、$PaCO_2 < 50mmHg$，可终止氧疗，停止吸氧前需由间断吸氧逐渐过渡到完全终止吸氧。

2.呼吸困难的护理

（1）及时清除痰液：鼓励清醒患者用力咳痰，对于痰液黏稠患者，要加强雾化吸入，稀释痰液，定时协助咳嗽无力者翻身、拍背，以促进排痰；对昏迷患者可采取机械吸痰，保持呼吸道通畅。

（2）遵医嘱应用支气管扩张剂，如氨茶碱等。

（3）对病情重或昏迷患者行气管插管或气管切开，使用机械通气治疗。

（五）并发症护理

1.肺性脑病

早期表现为烦躁不安、答非所问、嗜睡，进而出现意识模糊、昏迷、大小便失禁等。密切观察生命体征、意识、皮肤黏膜、球结膜、尿量变化；危重患者取半卧位，定时翻身、拍背，协助排痰，备好吸痰器和抢救物品；建立人工气道者，做好人工气道护理。

2.消化道出血

观察呕吐物及粪便颜色、性状，判断有无消化道出血。如发现有消化道出血，应及时通知医师，采取相应措施。

（六）心理护理

患者由于呼吸困难致用力呼吸仍不能满足机体需要，表现出烦躁不安、焦虑、恐惧；特别是当由于通气障碍出现"二氧化碳麻醉"而采用机械通气，必须依赖他人提供帮助和照顾时，患者易出现情绪低落，甚至拒绝配合治疗及护理，部分患者因昏迷而对外界环境全无反应。注意家属对患者的支持情况及家庭经济情况等。

（七）健康指导

1.疾病知识指导

向患者及家属讲解疾病的发生、发展和转归，根据患者的具体情况指导患者制定合理的活动与休息计划，教会患者避免氧耗量较大的活动，并在活动过程中增加休息。教会患者使用气雾剂的正确方法。

2.有效清理呼吸道

教会患者有效呼吸和咳嗽、咳痰，提高患者的自我护理能力，延缓肺功能恶化；教会患者及家属合理家庭氧疗的方法，并告知他们注意事项。

3.用药指导

告知患者药物、剂量、用法和注意事项。

4.饮食指导

告知患者要少量多餐，进高蛋白、高维生素、易消化软食。

5.避免刺激

劝告患者戒烟，加强营养，提高机体抵抗力，积极预防上呼吸道感染，如有感冒、咳嗽加剧、痰液增多等，须及时就医，以免加重病情。

6.生活方式指导

告知患者注意保暖，季节交替和流感季节减少外出，少去公共场合。

第三节 肝硬化

肝硬化是一种由不同病因引起的慢性进行性弥漫性肝病。病理特点为广泛的肝细胞变性坏死、再生结节形成、结缔组织增生，致使正常肝小叶结构破坏和假小叶形成。临床可有多系统受累，主要表现为肝功能损害和门静脉高压，晚期可出现消化道出血、肝性脑病、感染等严重并发症。

一、病因及发病机制

（一）病因

引起肝硬化的病因很多，我国最为常见的是病毒性肝炎，国外则以酒精中毒居多。

1.病毒性肝炎

主要为乙型病毒性肝炎，其次为丙型肝炎，或乙型加丁型肝炎重叠感染，甲型和戊型肝炎一般不发展为肝硬化。

2.日本血吸虫病

在我国长江流域血吸虫病流行区多见。反复或长期感染血吸虫病者，虫卵及其毒性产物在肝脏汇管区刺激结缔组织增生，导致肝纤维化和门静脉高压，称为血吸虫病性肝纤维化。

3.酒精中毒

长期大量饮酒者，乙醇及其中间代谢产物（乙醛）可直接引起酒精性肝炎，并发展为肝硬化，酗酒所致的长期营养失调也对肝脏起一定的损害作用。

4.药物或化学毒物

长期服用双醋酚丁、甲基多巴等药物，或长期反复接触磷、砷、四氯化碳等化学毒物，可引起中毒性肝炎，最终演变为肝硬化。

5.胆汁淤积

持续存在肝外胆管阻塞或肝内胆汁淤积时，高浓度的胆汁酸和胆红素损害肝细胞，导致肝硬化。

6.循环障碍

慢性充血性心力衰竭、缩窄性心包炎、肝静脉或下腔静脉阻塞等使肝脏长期淤血，肝细胞缺氧、坏死和结缔组织增生，最后发展为肝硬化。

7.遗传和代谢疾病

由于遗传性或代谢性疾病，某些物质或其代谢产物沉积于肝，造成肝损害，并可导致肝硬化，如肝豆状核变性、血色病、半乳糖血症和α1-抗胰蛋白酶缺乏症。

8.营养失调

食物中长期缺乏蛋白质、维生素、胆碱等，以及慢性炎症性肠病，可引起营养不良和吸收不良，降低肝细胞对致病因素的抵抗力，成为肝硬化的直接或间接病因。

9.其他

此外，部分病例发病原因难以确定，称为隐源性肝硬化，其中部分病例与无黄疸型病毒性肝炎，尤其丙型肝炎有关。自身免疫性肝炎可发展为肝硬化。

（二）发病机制

各种病因引起的肝硬化，其病理变化和发展演变过程是基本一致的。主要特征为广泛肝细胞变性坏死，结节性再生，且有结缔组织弥漫性增生及假小叶形成，导致肝内血管扭曲、受压甚至闭塞，血管床缩小，血液循环障碍。严重的肝内循环障碍一方面可加重肝细胞营养障碍，促使肝硬化病变进一步加重；另一方面也形成了门静脉高压的病理基础。门静脉压力升高、血浆胶体渗透压下降、有效循环血容量不足等因素导致机体水钠潴留而形成肝硬化腹水。

二、临床表现

肝硬化的病程发展通常比较缓慢，可隐伏3～5年或更长时间。临床上分为肝功能代偿期和失代偿期。

（一）代偿期

早期症状轻，以乏力、食欲缺乏为主要表现，可伴有恶心、厌油腻、腹胀、上腹隐痛及腹泻等。症状常因劳累或伴发病而出现，经休息或治疗可缓解。患者营养状况一般或消瘦，肝轻度大，质地偏硬，可有轻度压痛，脾轻度至中度大。肝功能多在正常范围内或轻度异常。

（二）失代偿期

主要为肝功能减退和门静脉高压所致的全身多系统症状和体征。

1.肝功能减退的临床表现

（1）全身症状和体征：一般状况与营养状况均较差，乏力、消瘦、不规则低热、面色灰暗黝黑（肝病面容）、皮肤干枯粗糙、水肿、舌炎、口角炎等。

（2）消化道症状：食欲减退甚至畏食、进食后上腹饱胀不适、恶心、呕吐、稍进油腻肉食易引起腹泻，因腹水和胃肠积气而腹胀不适。肝细胞有进行性或广泛性坏死时可出现黄疸。

（3）出血倾向和贫血：常有鼻出血、牙龈出血、皮肤紫癜和胃肠出血等倾向，系肝合成凝血因子减少、脾功能亢进和毛细血管脆性增加所致。贫血可因缺铁、叶酸和维生素 B_{12}，脾功能亢进等引起。

（4）内分泌失调：①雌激素增多。雄激素和糖皮质激素减少，肝对雌激素的灭活功能减退，故体内雌激素增多。雌激素增多时，通过负反馈抑制腺垂体分泌促性腺激素及促肾上腺皮质激素的功能，致雄激素和肾上腺糖皮质激素减少。雌激素与雄激素比例失调，男性患者常有性欲减退、睾丸萎缩、毛发脱落及乳房发育；女性患者可有月经失调、闭经、不孕等。部分患者出现蜘蛛痣，主要分布在面颈部、上胸、肩背和上肢等上腔静脉引流区域；手掌大小鱼际和指端腹侧部位皮肤发红称为肝掌。肾上腺皮质功能减退，表现为面部和其他暴露部位皮肤色素沉着；②醛固酮和抗利尿激素增多。肝功能减退时，体内醛固酮及抗利尿激素增多。醛固酮作用于远端肾小管，使钠重吸收增加；抗利尿激素作用于集合管，使水的重吸收增加。水钠潴留导致尿少、水肿，并促进腹水形成。

2.门静脉高压的临床表现

（1）脾大：门静脉高压致脾静脉压力增高，脾淤血而肿大，一般为轻度、中度大，有时可为巨脾。上消化道大量出血时，脾脏可暂时缩小，待出血停止并补足血容量后，脾脏再度增大。晚期脾大常伴有血细胞减少，周围血中白细胞、红细胞和血小板减少。

（2）侧支循环的建立和开放：正常情况下，门静脉系与腔静脉系之间的交通支很细小，血流量很少。门静脉高压形成后，来自消化器官和脾脏的回心血液流经肝脏受阻，使门腔静脉交通支充盈扩张，血流量增加，建立起侧支循环。

（3）腹水：是肝硬化的肝功能失代偿期最为显著的临床表现。腹水出现前，常有腹胀，以饭后明显。大量腹水时腹部隆起，腹壁绷紧发亮，患者行动困难，可发生脐疝，膈抬高，出现呼吸困难、心悸。部分患者伴有胸腔积液。腹水形成的原因有以下几点：①门静脉压力增高：使腹腔脏器毛细血管床静水压增高，组织间液回吸收减少而漏入腹腔；②低清蛋白血症：系指血浆清蛋白低于 30g/L，肝功能减退使清蛋白合成减少及蛋白质摄入和吸收障碍，低清蛋白血症时血浆胶体渗透压降低，血管内液外渗；③肝淋巴液生成过多：肝静脉回流受阻时，肝内淋巴液生成增多，超过胸导管引流能力，淋巴管内压力增高，使大量淋巴液自肝包膜和肝门淋巴管渗出至腹腔；④抗利尿激素及继发性醛固酮增多，引起水钠重吸收增加；⑤肾脏因素：有效循环血容量不足致肾血流量减少，肾小球滤过率降低，排钠和排尿量减少。

3.肝脏情况

早期肝脏增大，表面尚平滑，质中等硬；晚期肝脏缩小，表面可呈结节状，质地坚硬；一般无压痛，但在肝细胞进行性坏死或并发肝炎和肝周围炎时可有压痛与叩击痛。

（三）并发症

1.上消化道出血

上消化道出血为本病最常见的并发症。由于食管下段或胃底静脉曲张破裂，引起突然大量的呕血和黑便，常引起出血性休克或诱发肝性脑病，病死率高。

2.感染

由于患者抵抗力低下、门腔静脉侧支循环开放等因素，增加细菌入侵繁殖机会，易并发感染如肺炎、胆道感染、大肠埃希菌败血症、自发性腹膜炎等。自发性腹膜炎系指无任何邻近组织炎症的情况下发生的腹膜和（或）腹水的细菌性感染。其主要原因是肝硬化时单核吞噬细胞的噬菌作用减弱，肠道内细菌异常繁殖并经由肠壁进入腹膜腔，以及带菌的淋巴液漏入腹腔引起感染，致病菌多为革兰氏阴性杆菌。患者可出现发热、腹痛、腹胀、腹膜刺激征、腹水迅速增长或持续不减，少数病例发生中毒性休克。

3.肝性脑病

各型肝硬化，特别是肝炎后肝硬化是引起肝性脑病最常见的原因。部分可由改善门静脉高压的门体分流术引起。小部分肝性脑病见于重症病毒性肝炎、中毒性肝炎和药物性肝炎的急性或暴发性肝功能衰竭阶段。少数还可由原发性肝癌、妊娠期急性脂肪肝、严重胆道感染等引起。肝性脑病特别是门体分流性脑病常有明显的诱因，常见的有上消化道出血、高蛋白饮食、便秘、感染、尿毒症、低血糖、外科手术等。一般根据意识障碍程度、神经系统表现和脑电图改变，将肝性脑病由轻到重分为4期。

（1）一期（前驱期）：轻度性格改变和行为异常，如欣快激动或淡漠少言、衣冠不整或随地便溺。应答尚准确，但吐词不清楚且较缓慢。可有扑翼样震颤，即嘱患者两臂平伸，肘关节固定，手掌向背侧伸展，手指分开时，可见到手向外侧偏斜，掌指关节、腕关节、肘关节与肩关节急促而不规则地扑击样抖动。脑电图多数正常。此期历时数天或数周，有时症状不明显，易被忽视。

（2）二期（昏迷前期）：以意识错乱、睡眠障碍、行为异常为主要表现。前一期的症状加重。定向力和理解力均减退，对时间、地点、人物的概念混乱，不能完成简单的计算和智力构图，言语不清、书写障碍、举止反常，并多有睡眠时间倒错、昼睡夜醒，甚至有幻觉、恐惧、狂躁。患者有明显神经体征，如腱反射亢进、肌张力增高、踝阵挛及巴宾斯基征阳性等。此期扑翼样震颤存在，脑电图有特异性异常。患者可出现不随意运动及运动失调。

（3）三期（昏睡期）：以昏睡和精神错乱为主，大部分时间患者呈昏睡状态，但可以唤醒，醒时尚可应答，但常有意识不清和幻觉。各种神经体征持续或加重，肌张力增高，锥体束征常阳性。扑翼样震颤仍可引出，脑电图有异常波形。

（4）四期（昏迷期）：意识完全丧失，不能唤醒。浅昏迷时，对疼痛等强刺激尚有反应，腱反射和肌张力仍亢进，由于患者不能合作，致扑翼样震颤无法引出；深昏迷时，各种反射消失，肌张力降低，瞳孔常散大，可出现阵发性惊厥、踝阵挛和换气过度。脑电图明显异常。

4.原发性肝癌

肝硬化患者短期内出现肝脏迅速增大、持续性肝区疼痛、腹水增多且为血性、不明原因的发热等，应考虑并发原发性肝癌，需做进一步检查。

5.功能性肾衰竭

功能性肾衰竭又称肝肾综合征，表现为少尿或无尿、氮质血症、稀释性低钠血症和尿钠低，但肾无明显器质性损害。主要原因为肾血管收缩和肾内血液重新分布，导致肾皮质血流量和肾小球滤过率下降。

6.电解质和酸碱平衡紊乱

（1）低钠血症：长期低钠饮食致原发性低钠，长期利尿和大量放腹水等致钠丢失，抗利尿激素增多使水潴留超过钠潴留而致稀释性低钠。

（2）低钾低氯血症与代谢性碱中毒：进食少、呕吐、腹泻、长期应用利尿剂或高渗葡萄糖液、继发性醛固酮增多等可引起低钾低氯，而低钾低氯血症可致代谢性碱中毒，诱发肝性脑病。

三、实验室及辅助检查

（一）实验室检查

1.血常规

代偿期多正常，失代偿期常有不同程度的贫血。脾功能亢进时白细胞和血小板计数亦减少。

2.尿常规

代偿期正常，失代偿期可有蛋白尿、血尿和管型尿。有黄疸时可有胆红素，尿胆原增加。

3.肝功能试验

代偿期正常或轻度异常，失代偿期多有异常。重症患者血清胆红素增高，胆固醇酯低于正常。转氨酶轻度、中度增高，一般以 ALT（GPT）增高较显著，但肝细胞严重坏死时则 AST（GOT）活力常高于 ALT。血清总蛋白正常、降低或增高，但白蛋白降低，球蛋白增高，白蛋白/球蛋白比例降低或倒置；在血清蛋白电泳中，白蛋白减少，球蛋白显著增高。凝血酶原时间有不同程度延长。因纤维组织增生，血清Ⅲ型前胶原肽、透明质酸等常显著增高。肝储备功能试验如氨基比林、吲哚菁绿（ICG）清除试验示不同程度潴留。

4.免疫功能检查

血清 IgG 显著增高；T 细胞数常低于正常；可出现抗核抗体、抗平滑肌抗体等非特异性自身抗体；病因为病毒性肝炎，乙型、丙型或乙型加丁型肝炎病毒标记可呈阳性反应。

5.腹水检查

一般为漏出液，并发自发性腹膜炎、结核性腹膜炎或癌变时腹水性质发生相应变化。

（二）影像学检查

1.X 线钡餐

食管、胃肠钡餐检查时可发现食管静脉曲张者食管黏膜上的钡剂分布不均，显示虫蚀样或蚯蚓状充盈缺损，纵行黏膜皱襞增宽；胃底静脉曲张时钡剂呈菊花样充盈缺损。

2.超声诊断

超声显像可显示肝大小和外形改变，脾大，门静脉高压症时可见门静脉、脾静脉直径增宽，有腹水时可见液性暗区。

3.CT、MRI

CT 对肝硬化合并原发性肝癌的诊断价值高于 B 超，当诊断仍有疑问时，可配合 MRI 检查。可显示肝脾形态改变、腹水。放射性核素检查可见肝摄取核素稀疏、脾核素浓集等。

4.血管造影检查

腹腔动脉造影的静脉相或直接肝静脉造影，可使门静脉系统和肝静脉显影，以确定静脉受阻部位及侧支回流情况。

（三）内镜检查

纤维胃镜可确定有无食管胃底静脉曲张、判断出血部位和病因，并进行止血治疗。腹腔镜检查可直接观察肝、脾等改变，还可对病变明显处做穿刺活组织检查。

四、主要护理诊断

（一）营养失调（低于机体需要量）

营养失调与肝功能减退、门静脉高压引起食欲减退、消化和吸收障碍等有关。

（二）体液过多

体液过多与肝功能减退、门静脉高压引起水钠潴留等有关。

（三）活动无耐力

活动无耐力与肝功能减退、大量腹水等有关。

（四）有皮肤完整性受损的危险

皮肤完整性受损与营养不良、水肿、皮肤干燥、瘙痒、长期卧床等有关。

（五）潜在并发症

潜在并发症有上消化道出血、肝性脑病。

（六）焦虑

焦虑与担心疾病预后、经济负担等有关。

五、护理措施

本病重点的护理措施是指导合理休息与饮食，严密观察病情变化，预防并发症的发生。

（一）一般护理

1.休息与活动

代偿期患者应适当减少活动，以不感到疲劳为原则；失代偿期患者以卧床休息为主。有明显腹水时应取半卧位或坐位，以改善患者的呼吸状况；肢体水肿者，可抬高下肢，以利于静脉回流，减轻水肿。

2.饮食护理

饮食原则为摄取高热量、高蛋白、高维生素、低脂肪、易消化的食物，但应根据病情变化而及时更改。①高热量食物应以碳水化合物为主，维持摄入 8.4～12.6kJ/d 的热能；②应保证蛋白质摄入量为 1～1.5g/（kg·d），以鸡蛋、牛奶、鱼、鸡肉、猪瘦肉为主，肝功能严重受损及分流术术后患者，应限制蛋白质及含氮食物的摄入，病情好转后可逐渐增加蛋白质摄入量，但应以植物蛋白为主；③有食管静脉曲张的患者应进无渣饮食，食物应以软食、菜泥、肉末、汤类为主，禁食坚硬、粗糙、带刺及辛辣煎炸食物，药物应磨成粉末，进食时应细嚼慢咽，告诫患者戒烟酒；④限制腹水患者水钠的摄入；⑤指导患者养成规律进食的习惯，少量多餐。

（二）病情观察

准确记录 24 小时液体出入量，定期测腹围和体重，观察腹水和下肢水肿情况。密切监测血清电解质和酸碱变化。注意有无呕血、黑便，有无精神异常，有无腹痛、腹胀、发热及短期内腹水迅速增加，有无少尿、无尿等表现，及时发现并发症。

（三）用药护理

应用利尿剂时利尿速度不宜过快，每天体重减轻不超过 0.5kg 为宜，注意保持水电解质和酸碱平衡。服用秋水仙碱时应注意胃肠道反应和粒细胞减少等不良反应。指导患者遵医嘱用药，避免用药不当加重肝功能损害。

（四）腹水患者的护理

限钠饮食和卧床休息是腹水治疗的基础。

1.体位

轻度腹水尽量取平卧位，大量腹水患者取半卧位，同时应避免腹内压突然剧增的因素，如剧烈咳嗽、打喷嚏、便秘等。可指导患者抬高下肢以减轻水肿；阴囊水肿者可用托带托起阴囊，以利于水肿消退。

2.限制钠、水摄入

钠摄入量限制在 60～90mmol/d（相当于食盐 1.5～2g/d）；进水量限制在 1000mL/d 左右。嘱患者少食咸肉、酱菜、酱油等高钠食物。

3.定期监测腹围和体重

每天测腹围 1 次，每周测体重 1 次。腹围测定部位做标记，注意每次在同一时间、采取同一体位、在相同部位测量。

4.协助腹腔穿刺放积液或积液浓缩回输

对大量腹水引起呼吸困难、心悸，且利尿效果不佳者可酌情放积液或积液浓缩回输，后者可减少蛋白质丢失。术前告知患者注意事项，取得患者配合，测量生命体征、腹围，并嘱患者排尿以免损伤膀胱；术中注意观察有无不良反应；术毕观察患者生命体征、腹水量、性质和颜色，保持穿刺局部清洁、干燥，可用腹带束缚降低腹腔压力，标本及时送检，做好记录。

（五）并发症的观察与护理

1.上消化道出血

注意观察患者呕吐物及大便情况，如果出现呕血、便血或大便、呕吐物潜血阳性，应警惕上消化道出血的发生。

上消化道大出血时患者取平卧位并将下肢略抬高，以保证脑部供血。呕吐时头偏向一侧，避免呕血误入呼吸道引起窒息。必要时用负压吸引清除气道内的分泌物，保持呼吸道通畅。

急性大出血伴有恶心、呕吐者应禁食，少量出血无呕吐者，可进食温凉、清淡的流质食物，这对消化性溃疡患者尤为重要，因进食可减少胃收缩运动并可中和胃酸，促进溃疡愈合。出血停止后改为营养丰富、易消化、无刺激性的半流质软食，少量多餐，细嚼慢咽，逐步过渡到正常饮食。

立即建立静脉通路，遵医嘱补充血容量，给予止血、抑制胃酸分泌等药物，观察药物疗效和不良反应。严格遵医嘱用药，熟练掌握所用药物的药理作用、注意事项及不良反应，如静脉滴注垂体后叶素止血时速度不宜过快，以免引起腹痛、心律失常和诱发心肌梗死等，遵医嘱补钾、输血及其他血液制品。肝病患者禁用吗啡、巴比妥类药物；宜输入新鲜血，因库存血中含氨量高，易诱发肝性脑病。

2.肝性脑病

避免上消化道出血，高蛋白饮食，感染，便秘，应用麻醉剂、镇静催眠药及手术等；禁用肥皂水灌肠，可用生理盐水或弱酸性溶液（如在 100mL 生理盐水中加入食醋 1～2mL），使肠道 pH 保持为酸性；遵医嘱口服肠道抗生素，如新霉素、卡那霉素，以抑制肠道细菌繁殖，减少氨的产生；按医嘱补充富含支链氨基酸的制剂或溶液，以纠正支链氨基酸/芳香族氨基酸比例失调；限制蛋白质摄入，以减少血氨的来源；让便秘者口服乳果糖，促使肠道内氨的排出；密切观察患者意识及行为改变，发现嗜睡、精神欣快、行为反常及血氨升高等征象应及时报告医师处理。

3.肝肾综合征

密切观察患者尿量变化、定期监测血钠。

4.电解质及酸碱失衡

动态监测血电解质及血气分析，并按医嘱补充电解质溶液等。

（六）皮肤护理

保持床铺干燥、平整。指导和协助患者定时变换体位，保护皮肤完整，可用气垫床缓解局部皮肤压力，预防压疮的发生。沐浴时水温不宜过高，不使用刺激性的沐浴液，沐浴后使用柔和的润肤品。黄疸患者皮肤瘙痒时，外用炉甘石洗剂等止痒，嘱患者禁止搔抓皮肤，以免引起皮肤破损、出血和感染。

（七）心理护理

患者可表现出焦虑、悲观、绝望等消极心理反应，护士应鼓励患者说出其内心感受和忧虑，给予精神上的安慰和支持。详细解释疾病有关知识，使患者有充分的思想准备，提高其心理安全感。引导患者家属关心、支持患者。对表现出严重焦虑和抑郁的患者，应加强巡视并及时进行干预，以免发生意外。

（八）健康指导

1.疾病知识指导

应帮助患者和家属掌握本病的病因与诱因、临床表现和自我护理方法，指导患者积极治疗病毒性肝炎以防止肝硬化发生。告知患者上消化道出血的常见诱因及预防措施，注意合理饮食，避免干硬、粗糙及刺激性食物和损害肝脏的药物。避免引起腹压升高的因素，如咳嗽、打喷嚏、用力大便、提举重物等。教会患者及家属细心观察，早期识别肝性脑病、上消化道大出血等并发症的先兆表现，以便及早就医治疗。

2.生活指导

适当休息，避免过劳。指导患者保持乐观、稳定的心理状态，保证足够的休息和睡眠，生活起居有规律。指导家属给予患者精神支持和生活照顾。切实遵循饮食治疗的原则和计划，严格限制饮酒和吸烟，少进食粗糙食物并防止便秘。

3.用药指导

遵医嘱用药，教会患者观察药物疗效和不良反应。

4.注意自身防护

注意保暖和个人卫生、预防感染；用软毛牙刷刷牙，避免牙龈出血；拔输液针头后延长按压时间；防外伤等。指导患者做好皮肤保护，沐浴时应避免水温过高，勿用有刺激性护肤品；皮肤瘙痒者，勿用手抓挠，以免皮肤破损。告知患者出血后的基本处理方法。

5.定时复诊

详细告知患者及家属定时复诊的时间及重要性，出现大出血等紧急情况时就诊的途径及方法。

第二章　外科常见疾病护理

第一节　颅脑损伤

颅脑损伤是外科比较常见的一类创伤性疾病，占全身各部位损伤的 10%～20%，仅次于四肢伤，居第二位。但颅脑损伤所致的死亡率则居第一位，重型颅脑损伤的病死率高达 50%。颅脑损伤可分为颅和脑两部分损伤。颅部损伤包括头皮、颅骨损伤，脑损伤是指脑膜、脑组织、脑血管以及脑神经的损伤。

一、病因及发病机制

（一）直接暴力

直接暴力是指直接作用于头部而引起损伤的致伤力，故有直接的着力点，根据头皮、颅骨损伤的部位及暴力作用的方式，即加速性、减速性和挤压性，常能推测脑损伤的部位，甚至可以估计受损组织的病理改变。

1.加速性损伤

相对静止的头颅突然遭到外力打击，迫使其瞬间由静态变为动态，因此造成脑损伤，称为加速性损伤。

2.减速性损伤

运动的头颅突然撞到静止的物体上，迫使其瞬间由动态转为静态而造成的损伤称为减速性损伤。其损伤效应主要为对冲性脑损伤，其次为局部冲击伤。

3.挤压性损伤

头颅在相对固定的情况下，被两侧相对的外力挤压而致伤。

（二）间接暴力

间接暴力是指着力点不在头部的外部暴力。其作用于身体其他部位而后传递至颅脑的损伤，是一种特殊而又严重的脑损伤类型。

1.挥鞭样损伤

由于暴力并非作用于头部，所以头部的运动较身体其他部位（着力点）要晚。而且由于暴力作用的突发性，传递过来的振动波只有单一的或间歇性的脉冲，在脉冲作用头部时，身体其他部位已静止。因此，头部必将受到剪切力的作用而导致脑表面和实质内各部分产生剪应力损伤。

2.颅颈连接处损伤

坠落时，由于质量和重力加速度使患者获得的动量在瞬间化为零，因此着力点必将受到极大的作用力，该作用力沿着脊柱上行至脑，引起脑损伤。

3.胸部挤压伤

胸部挤压伤是因胸部受巨大压力致使上腔静脉的血流逆行灌入颅内，甚至迫使动脉血逆流，常引发毛细血管壁受损。同时，因为胸部创伤又伴有中枢神经系统损伤，更容易引起 ARDS。

二、分类

颅脑损伤的分类主要以头皮、颅骨、硬脑膜和脑是否完整或向外界开放，分成开放性颅脑损伤和闭合性颅脑损伤两大类。

（一）开放性颅脑损伤

1.火器性颅脑损伤

火器性颅脑损伤包括头皮伤、颅脑非穿透伤和颅脑穿透伤。颅脑穿透伤又包括非贯通伤、贯通伤和切线伤。

2.非火器性颅脑损伤

非火器性颅脑损伤包括锐器伤和钝器伤。它们又各自包括头皮开放伤、颅骨开放伤和颅脑开放伤。

（二）闭合性颅脑损伤

1.头皮伤

头皮伤包括头皮挫伤和头皮血肿。

2.颅骨骨折

颅骨骨折包括线性骨折、凹陷性骨折和粉碎性骨折。

3.脑损伤

脑损伤包括脑震荡、脑挫裂伤、脑干损伤、下丘脑损伤、弥漫性脑肿胀和弥漫性轴突损伤。

4.颅内血肿

颅内血肿包括硬膜外血肿、硬膜下血肿、脑内血肿、多发性血肿和迟发性血肿。

三、临床表现

（一）症状

1.意识障碍

意识障碍是颅脑损伤患者伤后最为常见的症状，伤后立即出现的意识障碍通常称为原发性意识障碍。如患者伤后存在一段时间的清醒期，或原发性意识障碍后意识一度好转，病情再度恶化，意识障碍又加重，称为继发性意识障碍。

根据意识障碍的程度，可以由轻到重分为4级。①嗜睡：表现为对周围刺激的反应减弱，但患者可被唤醒，能基本正确地回答简单问题，停止刺激后很快又入睡。各种生理反射和生命体征正常；②昏睡：对周围刺激的反应进一步减弱，虽能被较响的言语唤醒，但不能正确回答问题，语无伦次，旋即又进入昏睡。生理反射存在，生命体征无明显改变；③浅昏迷：失去对语言刺激的反应能力，但在疼痛刺激下可有逃避动作，此时浅反射通常消失，深反射减退或消失，生命体征轻度改变；④深昏迷：对外界的一切刺激失去反应能力，深、浅反射消失，瞳孔光反射迟钝或消失，四肢肌张力极低或呈强直状态，生命体征也出现紊乱，患者病情危重，预后不良。

2.头痛和呕吐

（1）头痛一般见于所有意识清楚的颅脑损伤患者，可由头皮或颅骨损伤所致，也可由颅内出血和颅内压升高引起。

（2）头痛可为局限性的，通常多见于外力作用部位，是局部组织损伤及其继发的炎症反应造成的；也可为弥漫性的，常由脑组织损伤或颅内压升高所致。

（3）头痛与病情严重程度并无一定的关系，患者诉头痛，但疼痛位置表浅而局限，且意识清楚，通常由颅外组织创伤所致。

（4）患者全头剧烈胀痛，且逐渐加重，并伴有反复呕吐，应高度警惕颅内血肿的发生。

（5）伤后早期呕吐可以由迷走或前庭结构受损伤引起，但颅内压升高是颅脑损伤患者伤后头痛的主要原因。反复的喷射性呕吐是颅内高压的特征性表现。

（二）体征

1.瞳孔改变

瞳孔由动眼神经的副交感支和交感神经共同支配。伤后立即出现一侧瞳孔散大，光反应消失，而患者意识清楚，可能为颅底骨折引发的动眼神经原发性损伤。若伤后双侧瞳孔不等大，一侧瞳孔缩小，光反应灵敏，同时伴有同侧面部潮红无汗，眼裂变小（Horner综合征），在排除颈部交感神经受损的可能后，应考虑是否存在脑干的局灶性损伤。如双侧瞳孔缩小，光反应消失，伴有双侧锥体束征和中枢性高热等生命体征紊乱症状，表示脑干受损范围较广，病情危重。如伤后头痛、呕吐加重，意识障碍逐渐加深，并伴有一侧瞳孔逐渐散大，光反应迟钝或消失，应考虑颅内血肿和小脑幕切迹疝的存在。若双侧瞳孔散大，光反应消失，则已属于脑疝晚期。一般来说，患者清醒状态下，双侧瞳孔均等地扩大和缩小，而光反应正常，并无病理意义。

2.眼底改变

颅脑损伤后早期眼底改变不常见，如存在明显脑挫裂伤或蛛网膜下腔出血时，眼底检查可见玻璃体下火焰状出血。当出现脑水肿、颅内血肿或脑缺血时，颅内压显著增高，可见双侧视盘水肿，表现为视盘生理凹陷消失或隆起，边界不清，动静脉直径比例＜2∶3。头痛、喷射性呕吐和视盘水肿是颅内压增高的征象。

3.锥体束征

锥体束行程中任何部位的损伤都会表现出锥体束征。位于中央前回的脑挫裂伤可导致对侧肢体程度不等的瘫痪，如病变局限，可以只表现为单瘫，病理征（＋）。位于脑干部位的损伤，如部位局限，会引起对侧肢体完全瘫痪，病理征（＋）；如脑干广泛受损伤，则患者出现昏迷，伴有双侧肢体瘫痪，去大脑强直，双侧病理征（＋）。

4.脑疝

脑疝是指颅内压升高后，颅内各腔室间出现压力差，推压部分脑组织向靠近的解剖间隙移位，引起危及患者生命的综合征。常见的有小脑幕切迹疝和枕骨大孔疝。

（1）小脑幕切迹疝：包括小脑幕切迹上疝（小脑蚓部疝）和小脑幕切迹下疝，最常见的为小脑幕切迹下疝（又称颞叶钩回疝）。脑疝发生早期，由于动眼神经的副交感支位于神经表面，最先受累，表现为同侧瞳孔最初缩小，旋即扩大，光反应迟钝或消失。随着脑疝进一步发展，同侧大脑脚受压，表现为对侧肢体偏瘫，病理征（＋）。大脑后动脉受压，引起枕叶皮质梗死。由于中脑受压，影响网状结构上行激活系统功能，患者出现昏迷。脑疝晚期则表现为双侧瞳孔散大，固定，深度昏迷伴有双侧病理征（＋）和阵发性去大脑强直，脑干由于长期移位和受压，发生继发性损伤，患者生命体征出现紊乱。

（2）枕骨大孔疝：在压力差的作用下，小脑扁桃体向下移动，疝入枕骨大孔，形成枕骨大孔疝。由于枕骨大孔前部容纳延髓，脑疝发生时小脑扁桃体向前挤压延髓，导致延髓腹侧的呼吸和心血管中枢受累。故小脑扁桃体疝病情发展较快，而意识障碍多不明显，临床上并无特殊表现和先兆，突然发生呼吸衰竭，患者往往因抢救不及时而死亡。

四、实验室及辅助检查

（一）CT 检查

CT 检查是颅脑损伤首选的检查方法，可以准确地显示脑内、外损伤的部位、性质和程度，如血肿的位置、大小、形态、范围、数量以及脑实质内和脑室、脑池受压移位的情况。

1.硬膜外血肿

硬膜外血肿约占各种外伤血肿的 1/3，急性硬膜外血肿多呈梭形均匀一致的高密度影像。

2.硬膜下血肿

硬膜下血肿按其发病急缓可分为急性、亚急性和慢性三种。

（1）急性硬膜下血肿，是指伤后血肿 3 天之内发生者，CT 表现为均匀一致的高密度影像，血肿常呈新月或"3"形。

（2）亚急性硬膜外血肿，是指伤后血肿第 4 天至第 3 周发生者，CT 表现为上半部的低密度和下半部的高密度影像。

（3）慢性硬膜下血肿，是指伤后血肿 3 周以上发生者，CT 表现多呈梭形影像。

3.脑内血肿

以额叶、颞叶前部最多，常伴有严重的脑挫裂伤或硬脑膜下血肿。新鲜血肿 CT 表现为密度均匀的密度增高区，边缘清楚。高密度血肿周围有低密度水肿带围绕，周围也可有斑片状低密度脑挫裂伤区，同时也可有相邻脑室、脑沟、脑池不同程度的受压，中线结构向对侧移位。

4.多发性混合性颅内血肿

多发性混合性颅内血肿是指有两处以上的血肿，混合性血肿是指同一部位有两种类型的颅内血肿同时存在。

5.蛛网膜下腔出血

单纯外伤性蛛网膜下腔出血，常因蛛网膜下腔的皮层静脉破裂出血所致。一般好发于对冲伤，CT 密度因出血量的大小而异。

6.脑挫裂伤

CT 表现为不规则的片状低密度水肿区，内有斑点状高密度出血灶。

7.脑肿胀与脑水肿

脑肿胀为细胞内水肿，脑水肿为细胞外水肿，即血管内液渗透到血管外间隙，可在伤后几小时内出现，12～24 小时达高峰，可持续数周。脑肿胀 CT 表现为广泛弥漫性高密度区，脑水肿 CT 为成片的低密度区，单侧脑水肿可使中线结构向对侧移位，相应的脑室、脑池受压变窄。

（二）腰椎穿刺

腰椎穿刺是颅脑损伤患者的诊断方法之一，腰穿压力＞200mm H_2O（1.96kPa）为颅内高压，＜80mm H_2O（0.78kPa）为颅内压降低，脑脊液检查结果每毫升含有红细胞数 4 个以上为蛛网膜下腔出血。

（三）颅骨 X 线平片

在急性颅脑损伤时，通过观察头颅 X 线平片，可以了解有无骨折或骨缝分离、有无颅内积气、有无颅内碎骨或金属异物。

（四）磁共振成像（MRI）

MRI 对于亚急性和慢性颅内血肿，尤其 CT 检查为"等密度"的血肿，以及近颅顶和颅后窝等处 CT 检查比较困难的血肿，诊断有明显的优势。

（五）脑电图

颅脑损伤时，脑电图检测对判断脑损伤的伤灶定位有帮助。在手术前、手术中，对癫痫灶的定位有较高的价值。

（六）脑诱发电位

脑诱发电位可作为脑损伤后判断脑功能损害程度的手段，是重型颅脑损伤昏迷患者脑功能监护及判断脑死亡的客观指标。

（七）TCD 检查

TCD 检查对颅内较大动脉的大小、血管内血液流速的诊断有价值，在颅脑损伤时，可用于颅内血肿、脑出血、脑积水、脑脓肿、脑血管痉挛的诊断。

五、主要护理诊断

（一）急性疼痛

急性疼痛与外伤、头皮血肿有关。

（二）有感染的危险

感染的危险与脑脊液外漏有关。

（三）意识障碍

意识障碍与脑损伤、颅内压增高有关。

（四）清理呼吸道无效

清理呼吸道无效与脑损伤后意识障碍有关。

（五）有失用综合征的危险

失用综合征与意识障碍、肢体瘫痪、长期卧床等有关。

（六）潜在并发症

潜在并发症有感染、失血性休克、颅内出血、颅内压增高、脑疝及癫痫发作等。

六、护理措施

（一）观察病情

1.意识地观察

患者意识变化是判断颅脑损伤程度及颅内压升高与否的重要指征之一，要密切观察意识障碍程度，如意识逐渐恢复是病情好转的征象；伤后出现中间清醒期，则是硬膜外血肿的典型表现；出现进行性意识障碍，说明有进行性脑受压存在，提示颅内血肿持续增大或脑水肿加重，应立即报告医师及早处理。

2.瞳孔的观察

瞳孔的变化是颅脑损伤患者病情变化的重要体征之一，需要密切观察，详细记录。如双侧瞳孔散大、光反射消失常为死亡前兆，护士应做好急救准备，出现双侧瞳孔不等大则提示有颅内血肿发生，应积极进行术前准备。

3.注意生命体征的变化

伤后应每15～30分钟测量血压、脉搏、呼吸1次，为防止患者躁动而影响准确性，测量时先测呼吸再测脉搏、血压，最后观察意识。如出现呼吸深慢、脉搏缓慢、血压高，多提示颅内压升高，或是脑疝；如出现呼吸浅促、脉搏快而微弱、血压下降、昏迷加深则说明病情危重，应立即报告医师并配合抢救。

4.肢体活动

注意观察有无自主活动，活动是否对称，有无瘫痪及瘫痪程度等，伤后立即发生偏瘫或原发瘫痪加重，并伴有意识障碍加重的多为继发性脑损伤。

（二）急救护理

1.分诊评估

询问病史和体格检查要有重点，了解受伤的时间、原因、外力作用的部位及伤后昏迷情况。检查头部受伤情况，有无合并其他部位的损伤，重点了解神经系统如意识、瞳孔、肢体活动及颈部有无抵抗，同时测量生命体征，如病情允许遵医嘱送CT、X线等检查，快速检查诊断和紧急处理应穿插进行。

2.伤情判定

（1）GCS昏迷评分：是目前国际通行的病情判断标准，分为轻（13～15分）、中（9～12分）、重（3～8分）型，有人将3～5分定为特重型。患者一旦能说话或睁眼视物就表明昏迷的结束。除醉酒、服大量镇静剂或癫痫发作等（均为外因）所致昏迷。

（2）观察生命体征：重症颅脑损伤后出现血压升高，呼吸、心率减慢，血氧饱和度下降，是颅内高压中晚期的表现，说明病情危重。

（3）瞳孔变化：当出现两侧瞳孔不等大光反射消失时，小脑幕切迹疝已经形成，脑干受压时间较长，预后差。

（4）监护指标：重症颅脑创伤者大多有低血压和低氧血症，如果平均动脉压低于90mmHg，血氧饱和度低于90%，预后常不良。同时应注意影响血氧饱和度变化的可能因素：①气道不畅，主要是舌后坠和痰液阻塞气道；②颅内高压；③肺不张，肺功能差，气血交换减弱；④皮肤颜色及末梢血运导致血氧饱和度检测误差。另外，颅内压监护能协助分析判断脑部病情变化趋势和脑组织的代偿能力，及时发现颅内压增高。

3.呼吸支持

（1）应保持呼吸道的通畅和充分供氧，头抬高30°，半卧位，防止颈部过度屈曲和伸展。

（2）舌后坠及咳嗽反射减弱可发生呼吸道阻塞，导致机体缺氧或二氧化碳潴留，从而加重脑水肿，因此，应及时清除呼吸道分泌物，如舌后坠可用舌钳将舌拉出，如呼吸困难、吸痰效果不好，应早期行气管切开术。

（3）进行吸痰及其他口腔呼吸道处理时，应避免刺激气管咽部以免产生剧烈咳嗽，使颅内压增高或呕吐。

（4）如患者自发过度换气，可呈现呼吸性碱中毒，PaO_2 约为100mmHg、$PaCO_2$ 为25～30mmHg，可使脑血容量下降，颅内压降低。

4.建立静脉通路

（1）颅脑外伤患者来诊后不可被血压无变化的假象所迷惑。仍要积极抗休克治疗，立即建立静脉通道，输入平衡盐，尽快输入胶体溶液和血液，预防及纠正休克。

（2）即使在血压正常的情况下也应有治疗休克的防范措施，如每5分钟测量1次血压。

（3）在脑外伤急性期，有不同程度的水钠潴留，为减轻脑水肿，应限制钠盐摄入量，成人每天补液2000mL左右，以预防脑水肿。

5.给予脱水药

20%甘露醇输入为最重要的降颅内压的办法，利尿剂如呋塞米等也可促进患者脱水，以减轻脑水肿，应遵医嘱给脱水药，并通过观察尿液变化判断脱水效果。但在给药前必须测量血压，避免在休克基础上脱水治疗，休克时脱水非但不能改善脑水肿反可加重休克。因此在给予脱水药前后应测量血压，预防低血压。

（三）脑脊液漏的护理

1.卧位

（1）脑脊液漏患者应采取仰卧头部抬高位，目的是患者抬高头部后，可借助颅内压增加脑组织的重力压闭硬膜（瘘孔），从而减少或阻止脑脊液外流，以促进伤口愈合，同时防止脑脊液反流而引起逆行颅内感染。

（2）在变换体位时需注意协助翻身活动时，保持头高位状态，避免用力，动作应轻柔、缓慢。

（3）保证头部抬高位，防止脑脊液反流，同时避免用力咳嗽、打喷嚏。

（4）预防便秘，以防突然用力，使颅内压增高，引起脑脊液漏出增加。

（5）咳嗽不止者可用镇咳药，便秘者给予缓泻剂及多进食纤维食物。

2.脑脊液外渗的护理

脑脊液伤口渗液患者，保持内层伤口敷料无菌，外层伤口敷料浸湿后随时更换，定时换药，观察脑脊液渗出情况。

3.心理护理

患者因脑脊液外漏而产生紧张情况加上体位活动的局限性，以致精神紧张、睡眠质量下降，要向患者做好解释工作，缓解其焦虑情绪，促进其睡眠及体力恢复。

4.注意事项

（1）禁止脑脊液耳漏的患者用棉球堵塞外耳道，保持外耳道清洁，每4小时用75%酒精棉签或棉球消毒外耳道及耳郭1次，以无菌干棉球轻放于外耳道口，下垫无菌治疗巾，并及时更换浸湿的敷料及无菌巾，防止感染。

（2）脑脊液鼻漏患者勿抠鼻、擤鼻，要保持鼻腔清洁，定时以无菌棉签擦拭鼻腔，在鼻前庭处放一无菌棉球，浸湿后及时更换。

（四）颅内压增高的紧急处理

1.保持安静

（1）绝对卧床休息。

（2）避免约束患者，以免患者挣扎而致颅内压增高。

2.采取头高位

（1）抬高床头 30°，患者有休克和脊髓损伤情况除外。身体自然倾斜，有利于静脉回流，以减少颅内血容量和降低颅内压。

（2）头、颈安排呈一直线，不要压迫扭转颈静脉。

3.判断意识状况

颅内压增高的患者如意识障碍呈进行性加重，应警惕脑疝的出现。判断方法可采取语言刺激，及时呼唤患者，并做简单的对话；若无反应可进一步疼痛刺激，即用手捏患者的胸大肌外侧缘，压迫眶上神经或用针刺等方法，以观察患者对疼痛的反应；同时注意患者有无吞咽反射、咳嗽反射、大小便失禁或角膜反射等。

4.脑疝的救护

脑疝是颅内压持续增高导致的结果。如能及早发现并进行积极的抢救，尽早切除病灶，患者可以获救，并恢复良好。若延误抢救时机，因中枢衰竭难以恢复，最终可因各种并发症而死亡。救护方法如下。

（1）静脉快速推注或滴注脱水剂 20%甘露醇 250mL。

（2）留置导尿，监测脱水效果。

（3）保持呼吸道通畅，清除呼吸道分泌物后给氧吸入。

（4）密切观察呼吸、心率、瞳孔变化，对呼吸功能障碍者应立即行人工呼吸，并行气管内插管辅助呼吸。

（5）对枕骨大孔疝者应迅速备好脑室穿刺用物及器械，配合医师行脑室穿刺脑脊液引流术。

（6）紧急做好术前特殊检查和手术准备。

5.吸痰

在做吸痰等呼吸道处置时，应避免过度刺激支气管而产生剧烈的咳嗽使颅内压过高。如颅内压升至 30mmHg（4kPa）以上时，应暂停操作或给予小剂量镇静剂。

6.做好过度换气的监护

过度换气是治疗外伤性颅内压增高的基本方法，过度换气可迅速降低颅内压，使脑损伤区的小动脉收缩，毛细血管压力下降，静脉回流增加，改善损伤区的血管灌注，降低颅内压。通常将 $PaCO_2$ 降至 $25\sim30mmHg$（$3.3\sim4.0kPa$），换气后半分钟内颅内压即可下降，5 分钟后稳定在较低的水平，以后缓慢回升，但大多低于治疗前。正确合适的换气可使躁动患者变安静，气道压力一般保持在 20mmHg（2.7kPa）以下，如清除气道分泌物后压力仍高，则需增加呼吸频率。应用中应避免 $PaCO_2$ 低于 22mmHg（2.9kPa），否则可导致缺血缺氧性脑损伤和脑乳酸/丙酮酸比例增高，出现意识障碍、脑电图改变、氧化还原反应异常等。在过度通气的应用中，应监测脑血流量或颈内静脉血含氧量。

7.对症护理

脑室置管监测颅内压，同时行脑脊液引流，对减轻脑水肿治疗颅内高压有效。

8.避免胸膜腔内压或腹压上升

（1）应尽可能地预防患者采用屏息动作，应保持大便通畅、质软。因为患者用力排便时会使腹压上升，会间接导致脑血回流受阻而产生颅内压增高。

（2）禁止大量灌肠。

9.预防血压突然变化过大

正常情况下，动脉压上升，颅内压也会受人体自动调节功能的影响而上升，收缩压应维持在 $100\sim160mmHg$（$13.3\sim21.3kPa$）。

（1）做完气管内吸痰、胸腔物理治疗、翻身等护理活动后，应监测其血压变化情况。

（2）按医嘱给予止痛剂或局部麻醉，以缓解患者因疼痛不适而造成的血压上升。

10.预防全身性感染

全身性感染会使心排出量增加，血管舒张而增加脑血流。

（1）体温若高于38℃则须告知医师。

（2）更换患者身体上的伤口敷料或做各种管路护理时，应严格按照无菌操作原则去做。

11.用药护理

（1）每天的液体输入量应保持在1500mL左右，造成轻度脱水状态有利于预防和治疗颅内压增高。

（2）若使用高渗透性利尿剂则不可过分限制水分，应以前一天的排出量作为输入量的依据，以免脱水过度。

（3）用10%葡萄糖，不用生理盐水或低渗糖。前者可导致钠过多，后者能降低血浆渗透压，加重脑水肿。

（4）遵医嘱给予类固醇，减轻脑水肿。

12.降低体温

头部外伤患者因脑组织水肿或颅内血块压迫，使下丘脑的体温控制中枢调节失衡，为了减少脑代谢的需要，所以必须提供一些降低体温的护理措施。

（1）定时测量腋温或肛温。

（2）减少被盖。

（3）遵医嘱给予物理或药物降温。

（4）头部枕冰袋或戴冰帽，在腋下及腹股沟部位使用冰袋，直接作用于表浅的大血管可加速体温下降。

（5）使用低温毯。

（6）采取冬眠低温疗法，按体重给予冬眠Ⅰ号、Ⅱ号合剂或其他配方。

（五）颅脑手术的护理

1.术前护理

（1）完成一切术前检查，以评估心、肺、肾功能。

（2）严密观察意识、瞳孔、生命体征的变化，如有异常及时通知医师。

（3）当患者出现头痛剧烈、呕吐加剧、躁动不安等典型变化时，应立刻通知医师并迅速输入20%甘露醇250mL，同时做好手术前准备工作。

（4）若急诊入院患者诊断明确且有手术指征，应立即做好术前准备工作，如禁食、剃头、配血、皮试。

（5）对于躁动不安、去大脑强直患者应注意安全保护，防止意外发生。

（6）禁止轻易使用止痛剂，以免掩盖病情变化。

（7）保持病房安静，避免不良刺激。

（8）对择期手术患者，应鼓励患者及家属面对手术，做好心理护理，使患者的情绪稳定。①向患者及家属说明手术的过程；②与家属和患者交谈，使患者或家属在交谈时说出所担忧的事，或对手术所持的期望；③向患者或家属说明手术后可发生的改变，如头发被剃光会有敷料包裹头部，手术后可能会有眼睑水肿，3～4天即可改善。

（9）完成手术前身体准备：①遵医嘱限制食物与液体的摄取，以减轻脑水肿；②评估患者是否有现存性或潜在性便秘，应教导患者勿用力排便，灌肠也应采取小量灌肠，以防颅内压增高；③头皮的准备：手术前一天应剃头、洗头，并检查是否有损伤或感染。手术当天清晨刮头、清洗消毒后，以无菌治疗巾包裹头部；④留置导尿管，以监测手术中及手术后的尿量。

（10）手术前用药：术前30分钟应用镇静剂和减少气管分泌及抑制迷走神经的药物。

2.术后护理

（1）维持呼吸道通畅：①根据患者的情况及时吸痰；②给予持续低流量吸氧，预防血氧过低而加重脑水肿；③必要时应给予使用呼吸机；④在患者主动咳嗽和吞咽反射未恢复前不可经口进食，意识不清者可插鼻饲管提供营养；⑤定时抽血做气体分析，并观察患者的呼吸形式。

（2）体位：①患者在麻醉未清醒之前或血压降低时应采取平卧位；②幕上手术：麻醉清醒后应抬高头部 30° 以减少出血，促进静脉回流；③幕下手术：只在颈背下垫小枕，使头处于微伸姿势，也可采取左、右侧卧姿势。

（3）护士应严密观察引流液、颜色，及时发现异常情况。①观察伤口敷料有无渗血、渗液等情况，保持伤口处敷料干燥；②及时记录引流量；③监测血常规及体温；④保持引流管通畅，引流管不可扭曲、受压、折叠；⑤对留置引流管的患者，在其需被搬动外出检查时，应将其引流管夹闭；⑥定期更换引流袋，并注意无菌操作。

（4）护理操作时头部适当制动，避免牵拉引流管。

（5）枕上垫无菌治疗巾，有污染时应及时更换。

（6）遵医嘱按时使用抗生素。

（7）保持病室内温湿度适宜。

（8）保持病室内空气新鲜，每天定时通风。

（9）预防手术后并发症。①出血：手术后 24 小时内常会有出血倾向，必须监视患者的生命征象及意识程度，有时甚至需再行手术治疗；②癫痫：幕上手术发生癫痫的危险性颇高，应服用抗癫痫药物，定期检查血药浓度；③肺部并发症：对昏迷或意识不清的患者，应观察其呼吸形态，若有呕吐时应平卧，头偏向一侧，以防呕吐物吸入肺内，平时的护理计划应包括背部叩击、翻身。可鼓励意识清醒患者深呼吸、有效咳嗽。在危急情况下，可对延髓性麻痹患者做气管切开术。

（六）心理护理

无论患者还是家属，在整个病程当中都可能会表现出疾病带来的心理反应，如焦虑、愤怒、不满、恐惧、不配合等，甚至会干扰医护治疗，有些心理反应是因为医护人员对患者手术过程、病程进展方面的解释不清，无法满足患者或家属的认知而产生，所以在做任何医疗、护理活动之前都应耐心地向他们说明，以免因患者或家属这方面的知识不足而延误治疗，在不违反治疗原则的基础之上，应满足其心理、身体上的安全需要。

（七）健康教育

（1）疾病相关知识指导：教导患者需保持情绪稳定，告知患者及家属脑震荡是最轻的脑外伤，伤后可能有头痛、头昏、头晕及恶心、呕吐等症状，但经适当休息和服药后可完全恢复正常，避免颅内压上升。

（2）重型颅脑损伤患者在意识、体力逐渐好转时，应告知患者现存在头痛、眩晕、耳鸣、记忆力减退、失眠等症状有些是属于功能性的，可以恢复，鼓励患者生活自理，防止过度依赖医务人员。

（3）告知患者注意安全，以防发生意外。

（4）教导运动计划的重要性，并能切实执行。

（5）教导家属适时给予患者协助及心理支持，并时常给予鼓励。

（6）教导出院患者树立战胜疾病的信心，在家中应加强功能锻炼，癫痫患者要按时服药，防止癫痫发作时的意外伤害。

（7）告知颅骨缺损患者半年后行颅骨修补术。

（8）定期返院检查。

第二节　胸部创伤

胸部创伤在平时和战时都比较常见。近年来伴随着交通事业和工农业的发展，其发生率和病死率均有增加趋势。创伤常破坏骨性胸廓的完整性，胸腔内的心、肺和血管发生挤压、破裂、组织广泛挫伤、出血，引起不同程度的呼吸循环功能紊乱；胸部严重创伤如处理不及时或处理不当，会立刻危及生命。

胸部创伤既可单独发生，也可与身体其他部位创伤同时存在，形成多发伤。胸部创伤按创伤机制可分为钝性损伤、穿透性损伤、医源性损伤和肺爆震伤。钝性损伤，如车祸、挤压、撞击、打击等暴力直接作用于胸部，或因腹部轧压、高处坠落的间接暴力加剧血管腔内及腹腔内压力的传导，致心脏和大血管破裂、支气管断裂或膈肌破裂等。穿透性损伤亦称为胸部穿通伤，如锐器戳伤、枪弹伤等。医源性损伤为胸腔穿刺、针灸导致的肺创伤，支气管镜检查导致的气管、支气管创伤。按创伤性质可分为开放性损伤（胸部创伤后胸膜腔与外界相通）和闭合性损伤（胸部创伤后胸膜腔与外界不相通）。

一、病因及发行机制

目前，胸部创伤的主要原因是交通事故、高处坠落伤和挤压伤。一般根据是否穿破壁层胸膜、造成胸膜腔与外界沟通，分为闭合性和开放性两大类。

（一）闭合性损伤

主要为钝性伤和爆震伤。钝性伤多为暴力挤压、冲撞或钝器打击胸部引起。轻者只有胸壁软组织挫伤和（或）单纯肋骨骨折，重者多伴有胸腔内器官或血管损伤，会导致气胸、血胸。有时还可造成心脏挫伤、裂伤，产生心包腔内出血。十分强烈的暴力挤压胸部，可引起创伤性窒息。爆震伤属特殊暴力致伤，又称胸部冲击。常因高压气浪、水浪冲击胸部，引起心肺组织广泛钝挫伤后继发组织水肿，导致 ARDS、心力衰竭和心律失常等。

（二）开放性损伤

主要为穿透伤，亦称为穿通伤，如锐器戳伤、枪弹伤等，其创伤程度与致伤物的大小、形状、速度、转速及是否在体内爆炸等关系密切。医源性损伤为胸腔穿刺、针灸导致的肺创伤以及支气管镜检查导致的气管、支气管创伤。

二、临床表现

（一）肋骨骨折

肋骨骨折是指暴力直接或间接作用于肋骨，使肋骨的完整性和连续性中断，是最常见的胸部损伤。其中第 4～7 肋骨长而薄，最易折断。多数肋骨骨折常因外来暴力所致，部分肋骨骨折见于恶性肿瘤发生肋骨转移的患者或严重骨质疏松患者。

主要临床表现：骨折部位疼痛，当深呼吸、咳嗽或转动体位时疼痛加剧；部分患者可因肋骨骨折出现咯血，并可有不同程度的呼吸困难、发绀或休克等；受伤胸壁肿胀，局部明显压痛，甚至有骨摩擦音；多根多处肋骨骨折者，伤处可见反常呼吸。胸部 X 线平片和 CT 检查可显示肋骨骨折断裂线和断端错位。

（二）血气胸

主要临床表现：呼吸困难、发绀、面色苍白、烦躁不安、休克，有时可听到空气通过伤口的吸吮声，开放性气胸伤口直径在 2～3cm 时，如不加以封闭可在短时间内死亡。几乎每个胸膜伤、肋骨伤、肺损伤均可有血胸存在，按胸膜腔内积血多少可分为：①少量血胸。血量不超过 500mL，一般无临床症状，在 X 线平片上仅见肋膈角消失；②中量血胸。血量为 500～1500mL，上界可达肺门平面；③大量血胸。血量超过 1500mL，上界可达胸膜腔顶，严重的压缩肺脏。

（三）肺挫伤、撕裂伤及血肿形成

致伤物穿透胸壁、胸膜到肺部，形成伤道，发生组织破碎出血、肺不张。X 线平片表现为不规则的片状密度增高影，常伴有血胸、气胸和异物存留。胸部闭合性创伤还可引起肺组织撕裂，由于其周围肺组织回缩，留有腔隙充满血液，即形成肺血肿。肺血肿 X 线平片表现为圆形或半圆形浓密影。

（四）气管及支气管裂伤

气管裂伤常发生在近隆突处，而支气管裂伤大多在主支气管离隆突 1～2cm 处。成年人常并发第 1～3 肋骨前段骨折，儿童由于胸廓弹性较好，可无骨折现象。

（五）纵隔气肿

外伤性纵隔气肿发生于胸部闭合伤。由于压力突变，肺、气管、支气管或食管破裂，气体进入肺间质内，形成肺间质气肿。气体再经间质沿血管及支气管进入纵隔，形成纵隔气肿。气体可上升到颈部软组织中，形成皮下气肿。X 线平片表现为沿纵隔两侧边缘有条状透光带，在心影两旁特别明显。侧位片见气体位胸骨后，将纵隔胸膜推移向后，呈线条状影。

（六）异物

胸部火器伤常有弹片、碎骨片、石块、木屑破片等异物存留于胸壁或肺内。金属性异物用 X 线检查即可查出。

（七）外伤性膈疝

由于横膈破裂，腹腔器官通过裂口进入胸腔形成膈疝。由于右侧横膈下肝脏的保护作用，外伤性膈疝 90% 以上发生在左侧，通常累及横膈的中央或后部。X 线平片表现伤侧横膈面部分消失或不能见到，在胸腔内可见含气的胃肠影，其中有的可见气液面。

三、实验室及辅助检查

（一）X 线检查

胸部 X 线检查可明确骨折的部位和移位程度、有无胸膜腔内积液与积气以及积液与积气量；肺部有无血肿阴影或其他病理改变；心脏大小及胸心比；纵隔有无移位；胸内异物及其大小、位置。

（二）CT 扫描

CT 扫描在胸部创伤中主要应用于：①疑有胸腔或心包积液（血），但 X 线平片和超心动图未能检出时；②了解有无血、气胸以及积血、积气量的多少，肺组织挫伤情况；③血胸和胸腔积液的鉴别；④鉴别胸部创伤引起的胸腔内感染是肺脓肿还是脓胸；⑤螺旋 CT 三维重建有助于发现 X 线平片不易显示的胸骨、肋骨骨折。

（三）心电图

对严重胸部创伤和疑似心脏损伤伤员，进行常规心电监护。

（四）超声检查

因伤情严重而不允许进行其他检查时，可做超声检查。以探测胸腔内积液（血）、心包积液（血）和伤后心脏解剖结构与功能的病理变化。

（五）胸腔穿刺

胸腔穿刺术具有诊断与治疗的双重作用，它是胸部创伤常用的一种诊疗基本技术，对于张力性气胸，紧急胸腔穿刺排气具有挽救生命的作用。穿刺时顺利抽到血液，则血胸可能性很大，血中带有气泡提示肺或支气管有破裂伤伴出血，血中混有消化道内容物则为胸腹联合伤并伴有消化道穿破；大量血胸合并休克患者，经抗休克治疗并抽出部分胸内积血后，呼吸循环功能暂时改善，但不久又加重，抽出血液很快凝固者，提示有持续性胸内出血，是剖胸探查的指征；胸腔穿刺时可见高压气体外推针筒芯，提示胸腔内压力很高，为张力性气胸；气体抽不尽，说明肺组织或呼吸道有持续漏气，应进行胸腔闭式引流。

（六）心包穿刺

心包穿刺可诊断血心包和用作暂时缓解急性心脏压塞。对急性心脏压塞者行心包穿刺，既可确定心脏损伤诊断，又是紧急抢救的措施之一。心包穿刺时抽出血液，证明心包积血；抽出空气，证明心包积气。

（七）支气管镜与胸腔镜检查

该检查是胸部创伤重要的诊断方法，有条件时可以应用。

四、主要护理诊断

（一）气体交换障碍

气体交换障碍与肋骨骨折导致的疼痛、胸廓运动受限、反常呼吸运动、肺组织受压或肺萎陷有关。

（二）急性疼痛

急性疼痛与胸部组织损伤有关。

（三）潜在并发症

潜在并发症有出血、肺部感染和胸腔感染。

（四）外周组织灌注无效

外周组织灌注无效与心脏破裂导致的心脏及胸腔内出血、血容量不足、心律失常和心力衰竭有关。

五、护理措施

（一）伤情评估

1.临床表现

（1）缺氧：呼吸困难、发绀、意识改变等。

（2）二氧化碳潴留：心动过速、血压升高、周围血管扩张及意识改变等。

（3）缺氧和二氧化碳潴留：应激性溃疡、酸碱失衡等。

2.需要紧急处理而不容许进行更多延误的伤情

（1）呼吸道阻塞。

（2）浮动胸壁的反常呼吸运动。

（3）开放性气胸。

（4）张力性气胸。

（5）大出血。

（6）急性心脏压塞。

3.进行性出血的征象

（1）经输血输液后血压不回升或升高后又迅速下降。

（2）脉搏逐渐增快、血压持续下降，穿刺出的胸血很快凝固。

（3）重复测定血色素、红细胞计数及血球压积呈进行性降低。

（4）胸血凝固抽不出，但病情恶化，肺与纵隔受压加重，X线检查胸内阴影继续增大。

（5）经胸腔闭式引流后，引流量仍超过 5mL/（kg·h），持续 3 小时以上；此点特别重要，强调经闭式引流后的血胸引流量与速度。

（二）急救护理

1.初期处理

（1）搬动胸部创伤患者时，应双手平托患者的躯干部，保护患者的受伤部位。抬、搬、放等动作要轻柔，勿牵拉、扭曲，避免再损伤。

（2）立即去掉污染衣裤，暴露受伤部位，用胸带包扎固定胸部，以减轻疼痛和控制反常呼吸，避免加重胸部创伤。

（3）保持呼吸道通畅，改善通气功能。首先清除口腔及呼吸道的分泌物，给予氧气吸入，必要时给予人工通气。

（4）器械准备：胸部固定带、胸腔穿刺包、胸腔引流瓶、吸氧管、吸痰器、气管切开包、静脉切开包、输血器、输液器及各种抢救药品等。

2.病情观察

（1）根据病情，每15～30分钟测生命体征1次，并详细记录。

（2）如患者输液输血后血压仍不回升，反而下降，应考虑胸腔内有活动性出血或合并其他脏器破裂的可能，应及时报告医师迅速查明原因。

（3）密切观察尿量、尿色，给患者留置导尿管，每小时测量尿量，观察尿色，如尿量每小时少于25mL，尿色变深呈酱油色，说明有效循环血量仍不足或肾功能不全，应报告医师对其进行处理。

（4）观察胸腔内气体排出情况，如24小时以后的时间内，平静呼吸时，引流管内仍有大量气体逸出，则考虑有支气管断裂或肺组织破裂的可能；如咳嗽或深呼吸时有大量气泡逸出，且水柱波动大，应考虑有肺泡破裂或胸腔内有大量残留气体的可能；如咳嗽时无气泡逸出，水柱波动不明显，听诊伤侧呼吸音清，则表明伤侧肺组织膨胀良好，可考虑拔管。

3.纠正休克

（1）快速补充血容量，建立两条静脉通路，必要时加压输血、输液。若静脉穿刺有困难，做大隐静脉切开或锁骨下静脉穿刺。如果条件允许可做中心静脉压测定，作为输液的客观指标。

（2）对严重休克患者应平卧位，收缩压稳定在 120mmHg 以上时，应予半卧位，以利胸腔引流，减少血液对肺脏的压迫促使肺扩张。

（3）迅速排出胸腔积血、积气，当患者胸腔内大量积血、积气，使气管移位，肺脏被压缩 30% 以上，引起呼吸、循环衰竭，应在抢救休克的同时，立即给胸腔闭式引流并加强引流管的护理。

（三）胸腔闭式引流术的护理

1.目的

（1）排出胸腔内气体、液体，使肺尽快膨胀，恢复正常呼吸循环功能，减少并发症（感染与纤维胸形成）。

（2）通过胸腔引流液的性状，来判断胸腔内是否有继续漏气、出血、消化液、食物、粪便等污染，以便及早采取治疗措施。

（3）在有胸腹联合伤时，采用气管内麻醉下进行开腹探查术之前，应在伤侧胸腔（甚至两侧）预先做好闭式引流术。有了引流管可以预防在加压呼吸中，突然发生张力性气胸所引起的休克。

2.物品准备

胸腔闭式引流包，胸腔引流管袋或无菌闭式引流水封瓶，10mL 注射器，1% 利多卡因，无菌手套。

3.手术方法及配合

病情许可取坐位，若病情严重者取斜坡卧位，必要时将患者患侧上肢上举抱头，暴露手术部位。术者戴无菌手套，护士铺置胸腔闭式引流包、无菌盘，并将空针、胸腔闭式引流管置于手术无菌盘内。协助医师消毒，打开碘酒、酒精罐，常规消毒后铺无菌巾。协助医师麻醉，消毒好局麻药瓶盖，将麻药标签向医师拿起麻药瓶，术者持 10mL 注射器抽吸麻药，做局麻。术者在引流处做 2cm 左右切口，用血管钳分开各肌层达胸膜腔，用血管钳夹持引流管置入胸腔，并以三角针 1 号线将引流管固定于皮肤上，引流管周围切口盖无菌纱布，胶布固定。引流管迅速接闭式引流袋或接水封瓶口。

4.注意事项

严格无菌操作防止胸腔感染。保持引流管通畅，引流管准备不可太细或太软，防止引流管扭曲、打折、受压、脱出，经常用手顺管由上向下挤压，以防血块或纤维素凝块堵塞管腔。密切观察管内液面波动情况，记录引流液颜色性状及引流量。引流袋（瓶）必须置于身体水平位以下，严防引流液倒流。使用水封瓶时，必须将来自胸腔引流管的玻璃管浸入液面下 2cm，以防空气进入胸腔。有时由于肺裂伤严重，大量漏气自引流管自由排气仍不能解除张力性气胸，可在引流瓶上加以缓慢的负压吸引装置，加速排气促进肺膨胀。引流管中有胃液、肠液、胆液或新鲜咽下的食物时，则证明有胸腹联合伤，可能存在胃、肠、食管或膈肌破裂。

（四）预见性观察

1.多根肋骨骨折

应观察呼吸情况，注意是否存在反常呼吸（吸气时胸廓扩展，浮动部内陷；呼气时胸廓恢复原位，浮动部外凸），疑有反常呼吸存在的患者应做好血氧饱和度监测，定期监测血气，及时通知医师。

2.血气胸

应判断是否存在进行性血胸：①脉搏逐渐增快，血压持续下降；②经输血补液后，血压不回升或升高后又迅速下降；③红细胞计数、血红蛋白和血细胞比容等重复测定，呈继续下降趋势；④X 线平片显示胸膜腔阴影继续增大；⑤胸腔闭式引流后，引流量持续 3 小时超过 200mL/h，应考虑剖胸探查。

3.创伤性 ARDS 或连枷胸

在使用 PEEP 或 CPAP 时，应严密观察血压变化，防止因胸膜腔内压增高引起回心血量减少，血压下降。

4.使用呼吸机的注意事项

用呼吸机者应做好气道管理（滴药、雾化），保持呼吸道通畅，勤翻身、拍背，合理选用抗生素，预防感染。

第三节　腹部创伤

腹部损伤是指因各种原因所致的腹壁和（或）腹腔内的器官损伤。根据是否穿透腹壁，腹腔是否与外界相通，可分为开放性腹部损伤（常因刀刃、枪弹、弹片等利器引起）和闭合性腹部损伤（常因坠落、碰撞、冲击、挤压、拳打脚踢等钝性暴力引起）；根据损伤腹内器官的性质，可分为实质性脏器损伤（肝、脾、胰、肾等或大血管损伤）和空腔脏器损伤（胃肠道、胆道、膀胱等损伤）。实质性脏器损伤以出血为主要表现，空腔脏器损伤以弥漫性腹膜炎、感染性休克为主要表现。常用辅助检查包括血常规，尿常规，血、尿及腹水淀粉酶检查，影像学检查，诊断性腹腔穿刺或腹腔灌洗等。主要处理原则包括急救处理、非手术治疗和手术治疗。

一、病因及发病机制

腹部创伤常见的病因主要分为以下两类。

（一）闭合性损伤

闭合性损伤为受钝性暴力所致，若损伤仅造成单纯腹壁损伤，一般病情较轻；若合并内脏损伤，大多为严重创伤。腹部空腔脏器的内容物如胃肠液、粪便、胆汁等若溢入腹膜腔内，会引起腹内严重感染，造成弥漫性腹膜炎。腹内实质性脏器如肝、脾、胰等损伤，常造成大量血液进入腹膜腔或腹膜后，引起失血性休克。若不及时诊断和治疗，将会有生命危险。

（二）开放性损伤

开放性损伤分为贯穿伤和非贯穿伤，常见为贯穿伤，战时多见。大多伴有腹内脏器损伤。

腹部创伤的程度以及是否损伤内脏在很大程度上取决于暴力的情况（如暴力的性

质，作用的强度、速度、部位、方向，作用物的硬度）。此外创伤的情况还受解剖特点、内脏病理情况及功能状态等因素的影响。例如，肝、脾的组织结构脆弱、供血丰富、位置较固定，在受到暴力打击之后，比其他脏器更容易破裂。

二、临床表现

（一）腹痛

腹痛是腹部伤的主要症状。最先疼痛的部位常是损伤脏器的所在部位，但随即会因血液、肠液等在腹内播散、扩大而导致腹痛范围扩大，腹痛呈持续性。一般单纯脾破裂或肠系膜血管破裂出血腹痛较轻，常有腹胀。如空腔脏器穿孔致肠液、胆汁和胰液等溢入腹腔，刺激性强，则腹痛重。

（二）恶心、呕吐

空腔脏器破裂，内出血均可刺激腹膜，引起反射性恶心、呕吐，细菌性腹膜炎发生后，呕吐是肠麻痹的表现，多为持续性。

（三）腹胀

早期无明显腹胀，晚期由于腹膜炎产生肠麻痹，腹胀常明显。腹膜后血肿会刺激腹膜后内脏神经丛，也可反射性引起肠麻痹，出现腹胀和腰痛等症状。

（四）腹膜刺激征

表现为腹部压痛、反跳痛和腹肌紧张等。除单纯脾破裂对腹膜刺激轻外，其他腹内脏器伤有较明显的腹膜刺激征。压痛最明显处，往往是损伤脏器所在部位。

（五）肝浊音界消失

肝浊音界消失对闭合伤有诊断意义，多表示空腔脏器破裂，气体进入腹腔形成膈下积气。

（六）移动性浊音

伤后早期出现移动性浊音是腹内出血或尿外渗的依据，破裂出血的脏器部位可出现固定性浊音，这是因为脏器附近积存凝血块所致。

（七）肠鸣音减弱或消失

早期由于反射性肠蠕动受抑制，晚期由于腹膜炎肠麻痹致肠鸣音减弱或消失。

（八）休克

无论空腔脏器或实质脏器伤，均可能有休克。实质性器官伤出血量＞1500mL、出血速度快者，伤后早期即有低血容量性休克，空腔脏器损伤如超过12小时，易并发中毒性休克。

三、实验室及辅助检查

（一）实验室检查

检测红细胞计数和血红蛋白，注意有无持续下降，进一步明确有无腹腔内出血的可能。检测白细胞计数以了解腹腔感染情况。血尿或尿中有大量红细胞提示泌尿系统损伤。胰腺有损伤时，血尿淀粉酶值增高。

（二）影像学诊断

腹部创伤的伤员如条件允许均应行胸腹部的X线平片。胸部平片可观察到下位肋骨骨折。腹部平片可观察到膈下积气，某些脏器的大小、形态和位置的改变。这些对于腹内脏器损伤的诊断有一定帮助，如脾破裂时可见左膈升高、胃受压右移、胃结肠间距增宽、左侧下位的肋骨骨折等。有条件的地方还可行选择性动脉造影，对内脏出血的部位有一定的诊断价值；尿道膀胱造影可帮助诊断尿道膀胱损伤；还可行CT检查。但是，由于腹部伤的伤员多较严重，有些处于休克状态，实际上，这些检查常受到很大限制。除此之外，超声检查对内脏的外形、大小，腹腔内积液的检查有一定帮助，但假阳性和假阴性较多。

（三）腹腔穿刺术

诊断性腹腔穿刺阳性率可达90%以上，故对诊断腹腔内脏有无损伤和为哪一类脏器的损伤有很大帮助。只要怀疑有腹腔内脏损伤，一般检查方法尚难明确诊断的情况下均可进行此项检查。若穿刺吸出不凝固血液，提示腹腔内出血，提示发生了实质性脏器损伤；如抽出物为胃内容物或胆汁，提示胃肠损伤，胆囊或肠道损伤。如有尿液抽出，则为膀胱损伤；如无液体抽出，并不能完全排除无内脏损伤的可能，仍应严密观察病情。但在有严重腹胀或肠麻痹，或既往有腹腔严重感染及做过大手术，疑有广泛腹腔粘连的情况应慎重。

四、主要护理诊断

（一）体液不足

体液不足与损伤致腹腔内出血、腹膜炎、呕吐、禁食等有关。

（二）疼痛

疼痛与腹腔内器官破裂及消化液刺激腹膜有关。

（三）潜在并发症

潜在并发症有损伤器官再出血、腹腔脓肿。

五、护理措施

（一）现场急救

腹部损伤可合并多发性损伤，在急救时应分清轻重缓急，首先处理危及生命的情况。根据患者的具体情况，可行以下措施。

（1）心肺复苏。

（2）配合医师处理明显外出血、开放性气胸或张力性气胸。

（3）紧急进行血常规、生化、交叉配血等检查。

（4）迅速建立2条以上静脉通路，快速输血、输液补充血容量，使用止血药物。

（5）开放性腹部损伤者，妥善处理伤口。应注意腹内脏器或组织自腹壁伤口突出者，可用消毒碗覆盖保护，切忌强行还纳，以免加重腹腔感染。

（6）密切观察病情变化。

（二）非手术治疗的护理

1.休息与体位

诊断未明确时应绝对卧床休息，观察期间不随便搬动患者，以免加重病情；待病情稳定，可根据受伤部位、程度采取不同卧位。

2.严格执行"四禁"

诊断未明确之前应绝对禁食、禁饮、禁灌肠、禁止痛药，必要时持续胃肠减压。

同时需要注意腹部损伤患者，由于可能存在胃肠道穿孔，进食或灌肠可能导致肠内容物漏入腹腔，从而加重感染。因此，诊断未明确的患者应禁食、禁饮、禁灌肠。疑有空腔脏器破裂或明显腹胀时，应及早进行胃肠减压，减少胃肠内容物漏出，减轻腹痛。

3.病情观察

（1）每 15～30 分钟测量脉搏、呼吸、血压各 1 次，必要时观察意识、瞳孔的变化。检查腹部体征及测量腹围，应注意腹膜刺激征的程度和范围变化。

（2）动态了解红细胞计数、白细胞计数、血红蛋白、血细胞比容的变化，判断有无腹腔内活动性出血。

（3）监测中心静脉压、尿量，准确记录 24 小时出入量。

4.维持液体平衡和预防感染

遵医嘱补充液体、电解质，防止水电解质及酸碱平衡失调，维持有效循环血量。对于空腔脏器破裂者，应遵医嘱使用足量抗菌药物。

5.镇静、镇痛

诊断明确者，可根据病情遵医嘱给予镇静、镇痛或解痉药物。可通过分散患者的注意力、改变体位等来缓解疼痛；空腔脏器损伤者可进行胃肠减压以缓解疼痛。

（三）手术治疗的护理

1.术前护理

一旦决定手术，应争取时间完善术前各项检查，尽快进行术前准备。

2.术后护理

（1）病情观察：严密监测患者的心率、血压、呼吸等变化，注意腹部体征的变化，及早发现腹腔脓肿等并发症。危重患者加强呼吸、循环及肾功能的监测和维护。

（2）体位与活动：按照麻醉要求安置体位；无特殊禁忌可予半卧位，以利于腹腔引流，减轻腹痛，改善呼吸循环功能。如病情许可，术后早期即可协助患者翻身、床上活动，鼓励患者尽早下床活动，促进肠蠕动恢复，防止肠道粘连。

（3）饮食与营养：术后早期禁食、胃肠减压，以减轻腹胀及腹痛。必要时给予肠外营养治疗，以满足机体高代谢及修复的需要，提高机体抵抗力；待肠蠕动恢复后，逐渐过渡到普食。

（4）腹腔/盆腔引流管护理：腹部损伤常留置腹腔引流管或盆腔引流管，充分引流腹腔或盆腔内的残留液体和继续产生的渗液。护理过程中要注意：①妥善固定引流管；②预防感染；③保持引流管通畅，防止管路受压或打折，行负压引流者应根据引流液抽吸情况及时调整负压，维持有效引流；④观察记录引流液的颜色、性状及量，若发现引流液量突然减少，患者出现腹胀、发热时，及时检查管腔有无阻塞或引流管是否滑脱；⑤拔管：一般当引流量＜10mL/d、引流液非脓性，患者无发热、腹胀、白细胞计数正常时，可考虑拔除引流管。

（四）术后并发症的观察与护理

1.受损器官再出血

（1）密切观察患者的生命体征、面色、意识、末梢循环及腹痛情况，有无腹痛缓解后又突然加重，同时出现烦躁、面色苍白、肢端温度下降、呼吸及脉搏增快、血压不稳或下降等休克表现；观察腹腔/盆腔引流，是否出现引流管间断或持续引流出鲜红色血液；观察血常规结果，是否出现血红蛋白或血细胞比容降低。

（2）禁止随意搬动患者，以免诱发或加重出血。

（3）若出现腹腔内活动性出血表现，立即通知医师，迅速建立静脉通路，遵医嘱快速输血、输液，必要时留置中心静脉导管，监测中心静脉压力，并输注血管活性药物。

（4）补液时注意观察尿量、肌酐、血尿素氮、出入平衡的变化，注意肾功能的监测与维护。

（5）同时做好腹部急症手术准备，必要时在抗休克的同时进行手术止血。

2.腹腔脓肿

腹部创伤患者可能发生膈下脓肿或盆腔脓肿。因此，在护理过程中要密切注意以下几点。

（1）观察患者腹痛、恶心、呕吐、腹膜刺激征、肠鸣音等局部症状、体征的变化；观察患者的生命体征、中心静脉压、出入量、意识、面色等情况，及早发现有无感染性休克表现。

（2）协助患者取半卧位，休克患者给予平卧位或休克卧位（头、躯干和下肢均抬高约20°）。半卧位能促使腹腔内渗出液流向盆腔，以利引流，促进炎症局限，减少毒素吸收，减轻中毒症状；同时促使腹内脏器下移、松弛腹肌、减轻因腹胀挤压膈肌影响呼吸和循环。平卧位或休克卧位能够促进血液回流，保证重要脏器的血液供应。尽量减少搬动，以减轻疼痛。

（3）胃肠道穿孔患者需禁食、持续胃肠减压，以减轻胃肠道积气，减少胃肠道内容物继续进入腹腔，改善胃肠壁血运，促进炎症局限和吸收，促进胃肠道蠕动恢复。

（4）继发性腹膜炎多为混合感染，致病菌主要为大肠埃希菌、肠球菌及厌氧菌。选择抗菌药物时，应考虑致病菌的种类，或根据细菌培养及药敏结果合理选用抗菌药物。出现高热时，遵医嘱给予药物或物理降温。

（5）由于禁食、胃肠减压、腹腔内大量渗液，患者易出现水电解质紊乱、低蛋白血症，应积极给予纠正。

（6）遵医嘱给予镇静药物，以减轻患者痛苦和恐惧心理。诊断明确者可使用止痛药物，否则禁用止痛药物，以免掩盖病情。

（五）预见性观察内容

（1）注意腹膜刺激征的程度和范围有无改变，是否出现肝浊音界缩小或消失，有无移动性浊音等。

（2）疑有腹腔内出血者，应每小时复查红细胞、血红蛋白及血细胞比容，以判断腹腔内是否有继续出血。复查白细胞计数及分类，结合患者体温变化，了解腹腔感染情况。

（3）出现下列情况应及时进行手术探查：①腹痛不消失，反而逐渐加重或范围扩大；②腹部出现固定性压痛、反跳痛和腹肌紧张；③肠鸣音减弱或消失，出现腹胀；④全身情况有恶化趋势，出现口渴、烦躁，脉率升高，体温上升；⑤逐渐出现贫血，血压有下降趋势。

第四节 四肢骨折

骨折是骨的完整性和连续性中断。大多数骨折由较重的创伤所致。骨折的局部症状包括疼痛和压痛，肿胀和瘀斑，功能障碍；骨折的特有体征包括畸形、反常活动、骨擦音和骨擦感。严重骨折和多发性骨折可导致一系列的并发症。早期并发症有休克、脂肪栓塞综合征、重要内脏器官损伤、重要周围组织损伤、骨筋膜室综合征；晚期有坠积性肺炎、压疮、下肢深静脉血栓形成、感染、缺血性骨坏死、缺血性肌挛缩、急性骨萎缩、关节僵硬、损伤性骨化、创伤性关节炎等。处理原则：应先处理全身情况，再处理骨折。复位、固定和功能锻炼是骨折治疗的三原则。

一、分类

（一）上肢骨折

1.肱骨干骨折

肱骨干骨折是指发生在肱骨外科颈下 1～2cm 至肱骨髁上 2cm 段内的骨折，常见于青年和中年人。

2.肱骨髁上骨折

肱骨髁上骨折是指发生在肱骨干与肱骨髁交界处的骨折。肱骨干轴线与肱骨髁轴线之间有 30°～50°的前倾角，这是容易发生肱骨髁上骨折的解剖因素。在肱骨髁内、前方，有肱动脉、正中神经经过。一旦发生骨折，神经血管容易受到损伤。在肱骨髁的内侧有尺神经，外侧有桡神经，均可因肱骨髁上骨折的侧方移位而受到损伤。在儿童期，肱骨下端有骨骺，若骨折线通过骺板，有可能影响骨骺的发育，因而常出现肘内翻或外翻畸形。肱骨髁上骨折多发生于 10 岁以下儿童。

3.尺桡骨干双骨折

尺桡骨干双骨折较多见，占各类骨折的 6%左右，以青少年多见；易并发前臂骨筋膜室综合征。

4.桡骨远端骨折

桡骨远端骨折是指距桡骨远端关节面以内的骨折。这个部位是松质骨与密质骨的交界处，为解剖薄弱处，一旦遭受外力，容易骨折。常见于骨质疏松的中老年人。

（二）下肢骨折

1.股骨颈骨折

股骨颈骨折多发生于中老年人，以女性多见。常出现骨折不愈合（约 15%）和股骨头缺血性坏死（20%～30%）。

2.股骨干骨折

股骨干骨折是指转子以下，股骨髁以上这一段骨干的骨折，约占全身各类骨折的6%，多见于青壮年。股骨干是人体最粗、最长、承受应力最大的管状骨。全股骨的抗弯强度与铸铁相近，弹性比铸铁更好。由于股骨的解剖及生物力学特点，需遭受强大暴力才能发生股骨干骨折，同时使骨折后的愈合与重塑时间延长。

3.胫腓骨骨折

胫腓骨骨折是指胫骨平台以下至踝以上部分发生的骨折，很常见，约占全身各类骨折的 6.8%，多见于青壮年和儿童。

二、病因及发病机制

（一）肱骨干骨折

由直接或间接暴力引起。直接暴力常由外侧打击肱骨干中段导致横形或粉碎性骨折。间接暴力常由于手掌或肘部着地，暴力上传，加之身体倾倒产生的剪式应力，导致肱骨中下 1/3 段斜形或螺旋形骨折。有时因投掷运动或"掰腕"，也可导致中下 1/3 骨折。

（二）肱骨髁上骨折

根据暴力来源和移位方向，可分伸直型和屈曲型骨折。

1.伸直型

较常见，占 85.4%。多因间接暴力引起，跌倒时肘关节呈半屈或伸直位，手掌着地，暴力经前臂向上传递，身体向前倾，由上向下产生剪式应力，使肱骨干与肱骨髁交界处发生骨折。骨折近端常损伤肱前肌，压迫或损伤正中神经和肱动脉，造成前臂缺血性肌痉挛。骨折远端向侧方移位可挫伤桡神经或尺神经。

2.屈曲型

少见。跌倒时肘关节屈曲、肘后部着地，外力自上而下，尺骨鹰嘴直接撞击肱骨下端，导致髁上部屈曲型骨折。很少合并血管和神经损伤。

（三）尺桡骨干双骨折

1.直接暴力

多为重物直接打击，机器或车轮的直接碾压，或刀砍伤等。特点为两骨的骨折线在同一平面，呈横形或粉碎性骨折，多伴有不同程度的软组织损伤，包括肌、肌腱断裂、神经血管损伤等。

2.间接暴力

常为跌倒时手掌着地，暴力沿腕关节及桡骨下端上传，致桡骨中 1/3 部骨折；暴力又通过骨间膜斜行向下方传导，造成尺骨低位斜形骨折。

3.扭转暴力

跌倒时手掌着地，同时前臂发生扭转，导致不同平面的尺桡骨螺旋或斜形骨折。尺骨的骨折线多高于桡骨的骨折线。

（四）桡骨远端骨折

多由间接暴力所致。跌倒时，手部着地，暴力向上传导，发生桡骨远端骨折。根据受伤的机制不同，可发生伸直型和屈曲型骨折。伸直型骨折（Colles 骨折）多因跌倒后手掌着地、腕关节背伸、前臂旋前而受伤。屈曲型骨折（Smith 骨折）由于跌倒后手背着地、腕关节屈曲而受伤，也可由腕背部受到直接暴力打击发生，较伸直型骨折少见。

（五）股骨颈骨折

老年人，特别是女性，由于骨质疏松使股骨颈脆弱，加之髋周肌群退行性变，在平地滑倒，床上跌下，下肢突然扭转，甚至无明显外伤等诱因的情况下就可发生骨折。青壮年股骨颈骨折一般由于严重损伤，如车祸或高空坠落等所致。

（六）股骨干骨折

重物直接打击、车轮碾轧、火器性损伤等直接暴力作用于股骨，容易引起股骨干的横形或粉碎性骨折，同时有广泛的软组织损伤。高处坠落伤、机器扭转伤等间接暴力作用常导致股骨干斜形或螺旋形骨折，周围软组织损伤较轻。

（七）胫腓骨骨折

1.直接暴力

多为直接暴力打击和碾压所致，骨折线在同一水平面，呈横断、短斜或粉碎性骨折。因胫骨前内侧紧贴皮肤，所以多为开放性骨折。

2.间接暴力

多由高处坠落、滑倒所致。骨折线呈斜形或螺旋形，腓骨的骨折面高于胫骨的骨折面，软组织损伤小，骨折尖端穿破皮肤可造成开放性骨折。儿童胫腓骨干骨折多为青枝骨折。

三、临床表现

（一）疼痛、压痛与传导痛

一般伤员都能明确指出骨折疼痛的部位，在骨折部位有局限性压痛，如叩击伤肢远端，可引起骨折处疼痛。

（二）畸形

骨折后伤肢发生畸形，均系骨折移位引起，发现伤肢畸形是骨折诊断的主要体征之一。骨折移位可引起伤肢畸形，骨折缩短移位、旋转移位、成角移位及分离移位等，都是诊断骨折的重要依据。

（三）异常活动和骨擦音

检查或搬动伤员，移动伤肢时，可触到骨折端互相触撞产生的骨擦音，但此两项检查均可引起伤员痛苦，增加骨折处周围软组织损伤。

（四）局部肿胀及瘀斑

早期伤肢肿胀由骨折端出血所致。肢体肿胀严重时皮肤可出现水疱，甚至影响肢体的血液循环，形成筋膜间隙综合征和缺血性挛缩。

（五）功能障碍

骨折后由于伤肢疼痛，肌肉发生痉挛或失去肌肉附着处的联系，因而不能起到肢体活动应有的杠杆作用和运动。这种功能障碍的伤肢向任何方向活动均受限制，且与骨折类型和移位程度有密切关系。一般不完全骨折、嵌插骨折及压缩骨折，功能障碍较轻，甚至伤肢还能活动工作，应注意检查以免漏诊。

四、实验室及辅助检查

（一）X 线检查

可明确骨折的部位、类型和移位等。凡疑为骨折者应常规进行 X 线检查，可以显示临床上难以发现的不完全骨折、深部的骨折、关节内骨折和撕脱性骨折等。值得注意的是，有些轻微的裂缝骨折，急诊拍片未见明显骨折线，如临床症状较明显者，应于伤后 2 周拍片复查，此时，骨折端的吸收可出现骨折线，如腕舟状骨骨折。

（二）CT 检查

X 线平片目前仍是骨折特别是四肢骨折最常用的和行之有效的检查方法，但对早期、不典型病例及复杂的解剖部位，X 线平片在确定病变部位和范围上受到限制。CT 以其分辨率高、无重叠和图像后处理的优点，弥补了传统 X 线检查的不足。

（三）MRI 检查

磁共振所获得的图像异常清晰、精细，分辨率高，对比度好，信息量大，特别对软组织层次显示和观察较好。行横轴位、矢状位及冠状位或任意断层扫描，可以清晰显示损伤情况，还可发现 X 线平片及 CT 未能发现的隐匿性骨折，并确定骨挫伤的范围。

五、主要护理诊断

（一）焦虑

焦虑与外伤造成的心理压力、担心肢体功能障碍有关。

（二）疼痛

疼痛与骨折部位神经损伤、软组织损伤、肌肉痉挛和水肿有关。

（三）躯体移动障碍

躯体移动障碍与骨折、牵引、石膏、脱位或制动有关。

（四）潜在并发症

潜在并发症有骨折早期、晚期的并发症，如休克、外周血管神经损伤、脂肪栓塞、关节僵硬等。

（五）知识缺乏

缺乏疾病、康复锻炼相关知识。

六、护理措施

（一）现场急救

1.抢救生命

严重骨折患者往往合并组织和脏器损伤。应检查患者全身情况，首先处理休克、昏迷、呼吸困难、窒息或大出血等可能威胁患者生命的紧急情况。

2.包扎止血

绝大多数伤口出血可加压包扎止血。大血管出血时可用止血带止血，最好使用充气止血带，并记录所用压力的强度和时间。

注意止血带应每40～60分钟放松1次，放松时间以局部血流恢复、组织略有新鲜渗血为宜。若骨折端已戳出伤口，又未压迫重要血管或神经，则不宜现场复位。

3.妥善固定

凡疑有骨折者均应按骨折处理。对闭合性骨折者在急救时不必脱去患肢的衣裤和鞋袜，患肢肿胀严重时可用剪刀将患肢衣袖和裤脚剪开。骨折有明显畸形，并有穿破软组织或附近重要血管、神经时，可适当牵引患肢，使之变直后再行固定。固定物可为夹板，也可就地取材。若无可利用材料，可将骨折的上肢固定于胸部，骨折的下肢与对侧健肢捆绑固定。

注意搬运患者或为患者变换体位时，应注意固定患肢，并检查患肢的感觉、运动及动脉搏动情况，及时发现血管神经损伤，给予及时处理。

4.迅速转运

患者经初步处理后，应尽快转运至就近医院进行治疗。

（二）非手术治疗的护理

1.缓解疼痛

患肢肿胀的患者应将患肢抬高，24～48小时内可给予冰敷，以利于消肿；热疗和按摩可减轻肌肉痉挛；护理操作时动作应轻柔准确，避免引起疼痛加重的因素，如体位不当、固定过紧等；鼓励患者采用如听音乐等分散注意力的方法，或采用超前镇痛治疗缓解疼痛。

2.外固定护理

石膏固定术或牵引术护理。

3.功能锻炼

受伤后在患者身体状况允许的前提下，即应开始功能锻炼。功能锻炼可促进静脉回流，减轻水肿，防止肌肉萎缩和关节僵硬。

（1）上肢骨折功能锻炼：伤后 2 周内，以患肢肌肉舒缩运动为主，骨折上下关节不可活动。如上肢骨折，可练习握拳和伸指动作，活动手指关节；腕关节骨折可做轻度背伸掌屈动作，但不要旋转，并可适当活动肩肘关节。伤后 3~4 周，可进行关节伸屈活动。伤后 5~6 周，可做些力所能及的轻微工作，可使用握力圈，练习用筷子、系纽扣、屈肘、抬肩等。

（2）下肢骨折功能锻炼：指导患者每天练习。①健侧肢体应正常运动，并尽可能多做；②骨折邻近关节肌肉（如股四头肌）的等长收缩，每天数次，每次 5~20 分钟；③踝关节的跖屈和背伸运动；④活动远离骨折处上下关节，初始范围从 10°~20° 开始，每天加大 5°~10°。术后 6~8 周指导行走锻炼和负重锻炼。

（三）手术治疗的护理

1.术前护理

（1）心理护理：向患者及其家属解释治疗的方法、效果及配合要求，对患者的疑问做针对性的心理护理。

（2）饮食：术前 8~12 小时禁食，4 小时禁饮，需急症手术的患者应嘱其暂不要饮水和进食。

（3）病情观察：密切观察患肢感觉、运动、血液循环情况，及时发现血管神经损伤。

2.术后护理

（1）病情观察：应监测患者意识、生命体征、尿量、中心静脉压；密切观察患肢血液循环情况、感觉、运动情况。

（2）伤口观察：观察伤口敷料有无渗血、渗液；引流是否通畅；引流液的量、颜色、性质。

（3）体位：患者应尽早下床活动，下肢骨折患者卧床期间应保持患肢功能位，抬高患肢，高于心脏20～30cm；翻身时注意保护患肢；上肢骨折患者坐位或站立时将患肢用三角巾悬吊于胸前。注意股骨颈骨折行空心钉内固定者，禁止在床上主动平移患肢，或做直腿抬高动作。股骨中段以上骨折，始终应注意保持患肢的外展中立体位，以免因负重和内收肌的作用而发生继发性向外成角凸起畸形。

（4）疼痛护理：见非手术治疗的护理的相关内容。

（四）并发症的观察及护理

1.休克

常发生在股骨干等失血量较多的骨折，表现为脉搏增快、皮肤湿冷、血压下降等。及时包扎止血，快速建立静脉通道补充血容量，遵医嘱使用升压药，严密监测病情变化。

2.脂肪栓塞综合征

患者可突发意识障碍、呼吸困难、发绀、进行性低氧血症、皮肤瘀点、少尿等。立即给予患者半坐卧位，遵医嘱监测生命体征、血气分析，给予高浓度吸氧，尽早呼吸机辅助呼吸等处理。

3.骨筋膜室综合征

密切观察患肢肿胀程度，如出现患肢持续疼痛、皮肤苍白、皮肤温度升高、肿胀严重、感觉麻痹，患肢端被动牵拉疼痛加剧、动脉搏动减弱或消失，即为骨筋膜室综合征。应立即松解石膏、绷带并通知医师，遵医嘱协助切开减压及使用利水消肿药物等。

骨筋膜室综合征是一种发展性疾患，主要发生于前臂和小腿的骨筋膜室，而且刚发生时症状常不明显，护士应密切观察，以便早期确诊，及时采取治疗措施。任何抬高患肢、局部按摩、冷热敷、理疗等措施，只能加重肌肉坏死。

4.血管神经损伤

患者患肢的感觉较健侧有异常改变，肌力减退，血液循环异常。定时观察患肢感觉、运动、血液循环情况，发现血管神经损伤给予及时处理。

（五）健康教育

1.安全指导

指导患者及家属评估家庭环境的安全性，妥善放置可能影响患者活动的障碍物，行走练习时须有人陪伴，防止跌倒。

2.功能锻炼

患者回家后应继续遵医嘱进行功能锻炼，以促进骨折愈合，肢体功能恢复，预防并发症的发生。

3.复查

术后 1 个月内返院行 X 线或 CT 检查，如出现患肢肿胀、感觉麻木或疼痛、活动受限等不适时及时随诊。

第三章　常见危重症护理

第一节　脑疝

脑疝是由于颅内压不断增高，其自动调节机制失代偿，脑组织从压力较高区向压力较低区移位，部分脑组织通过颅内生理空间或裂隙疝出，压迫脑干和相邻的重要血管和神经，出现特有的临床征象，是颅内压增高的危象，也是引起患者死亡的主要原因。脑疝是脑移位进一步发展的后果，一经形成便会直接威胁中脑或延髓，损害生命中枢，常于短期内引起死亡。

一、专科护理

（一）护理要点

降低颅内压，严密观察病情变化，及时发现脑疝发生，给予急救护理。

（二）主要护理问题

1.脑组织灌注量异常

脑组织灌注量异常与颅内压增高、脑疝有关。

2.清理呼吸道无效

清理呼吸道无效与脑疝发生意识障碍有关。

3.躯体移动障碍

躯体移动障碍与脑疝有关。

4.潜在并发症

潜在并发症有意识障碍，呼吸、心搏骤停。

（三）护理措施

1.一般护理

病室温湿度适宜，定期开窗通风，光线柔和，减少人员探视。患者取头高位，床头抬高 15°～30°，做好基础护理。急救药品、物品及器械完好备用。

2.对症护理

（1）脑组织灌注量异常的护理：

①给予低流量持续吸氧。

②药物治疗颅内压增高，防止颅内压反跳现象发生。

③维持血压的稳定性，从而保证颅内血液的灌注。

（2）清理呼吸道无效的护理：

①及时清理呼吸道分泌物，保持呼吸道通畅。

②舌根后坠者应抬起下颌或放置口咽通气道，以免阻碍呼吸。

③翻身后保证患者体位舒适，处于功能位，防止颈部扭曲。

④昏迷患者必要时行气管插管或气管切开，防止二氧化碳蓄积而加重颅内压增高，必要时使用呼吸机辅助呼吸。

（3）躯体移动障碍的护理：

①给予每 1～2 小时翻身 1 次，避免拖、拉、推等动作。

②每日进行四肢关节被动活动并给予肌肉按摩，防止肢体挛缩。

③保持肢体处于功能位，防止足下垂。

（4）潜在并发症的护理：

①密切观察脑疝的前驱症状，及早发现颅内压增高，及时对症处理。

②加强气管插管、气管切开患者的护理，进行湿化气道，避免呼吸道分泌物黏稠不易排出。

③对呼吸骤停者，在迅速降颅压的基础上按脑复苏技术进行抢救，给予呼吸支持、循环支持和药物支持。

二、健康指导

（一）疾病知识指导

1.概念

当颅腔内某一分腔有占位性病变时，该分腔的压力高于邻近分腔。由于颅压的持续增高迫使一部分脑组织向压力最小的方向移位，并被挤进一些狭窄的裂隙，造成该处脑组织、血管及神经受压，产生相应的临床症状和体征，称为脑疝。根据移位的脑组织及其通过的硬脑膜间隙和孔道，可将脑疝分为：小脑幕切迹疝是位于幕上的脑组织（颞叶的海马回、钩回）通过小脑幕切迹被挤向幕下，又称颞叶钩回疝；枕骨大孔疝是位于幕下的小脑扁桃体及延髓经枕骨大孔被挤向椎管内，又称小脑扁桃体疝；一侧大脑半球的扣带回经镰下孔被挤入对侧分腔可发生大脑镰下疝，又称扣带回疝。

2.主要的临床症状

（1）小脑幕切迹疝：

①颅内压增高的症状：表现为剧烈头痛及频繁呕吐，并伴有烦躁不安。

②意识改变：表现为意识模糊、浅昏迷以致深昏迷，对外界的刺激反应迟钝或消失。

③瞳孔改变：双侧瞳孔不等大。初起时患侧瞳孔略缩小，对光反射稍迟钝，逐渐患侧瞳孔出现散大略不规则，直接及间接对光反射消失，但对侧瞳孔仍可正常。这是由于患侧动眼神经受到压迫牵拉所致。另外，患侧还可有眼睑下垂、眼球外斜等。如脑疝继续发展，则出现双侧瞳孔散大，对光反射消失。

④运动障碍：多发生于瞳孔散大侧的对侧，表现为肢体的自主活动减少或消失。如果脑疝继续发展，症状可波及双侧瞳孔，引起四肢肌力减退或间歇性出现头颈后仰、四肢强直、躯背过伸、角弓反张等去大脑强直症状，是脑干严重受损的特征性表现。

⑤生命体征的紊乱：表现为血压、脉搏、呼吸、体温的改变。严重时血压忽高忽低，呼吸忽快忽慢，出现面色潮红、大汗淋漓，或者面色苍白等症状。体温可高达 41℃ 以上，也可低至 35℃ 以下而不升，甚至呼吸、心搏相继停止而死亡。

（2）枕骨大孔疝：表现为颅内压增高、剧烈头痛、频繁呕吐、颈项强直或强迫头位等。生命体征紊乱出现较早，意识障碍、瞳孔改变出现较晚。因脑干缺氧，瞳孔可忽大忽小。由于位于延髓的呼吸中枢严重受损，呼吸功能衰竭的表现更为突出，患者早期即可突发呼吸骤停而死亡。

（3）大脑镰下疝：引起患侧大脑半球内侧面受压部的脑组织软化坏死，可出现对侧下肢轻瘫、排尿障碍等症状。

3.脑疝的诊断

脑疝的最大危害是干扰或损害脑干功能，通过脑干受累临床表现进行诊断。由于病程短促，常常无法进行头部 CT 检查。

4.脑疝的处理原则

（1）关键在于及时发现和处理：对于需要手术治疗的病例，应尽快进行手术治疗。患者出现典型脑疝症状时，应立即选用快速降低颅内压的方法进行紧急处理。

（2）可通过脑脊液分流术、侧脑室外引流术等降低颅内压，治疗脑疝。

（二）饮食指导

（1）保证热量、蛋白质、维生素、碳水化合物、氨基酸等摄入。

（2）注意水电解质平衡。

（3）保持大便通畅，必要时可使用开塞露通便，服用缓泻剂或给予灌肠。

（三）用药指导

（1）遵医嘱按时、准确使用脱水利尿药物，甘露醇应快速静脉滴注，同时要预防静脉炎的发生。

（2）补充钾、镁离子等限制输液滴速的药物时，要告知患者家属注意事项，合理安排选择穿刺血管。

（3）根据病情变化调整抗生素前，详细询问药物过敏史。

（四）日常生活指导

（1）意识昏迷、植物生存状态患者应每日定时翻身、叩背，保持皮肤完整性。加强观察与护理,防止压疮、泌尿系统感染、肺部感染,暴露性角膜炎及废用综合征等并发症发生。

(2)肢体保持功能位,给予康复训练。

三、循证护理

脑疝是颅内高压的严重并发症。有研究对 126 例外伤性颅内血肿致脑疝患者的研究结果显示,当患者 GCS 评分从 8 分逐渐下降时,应加大脱水治疗力度,改善患者的颅内高压状态,为手术赢得时间。还有研究结果显示,对于重度妊娠高血压综合征的患者,护理人员应重视对意识、瞳孔的变化观察,尤其要重视对应用镇静剂的患者的夜间观察,以便预防或及早发现脑疝的发生。

第二节　休克

休克即由于各种严重创伤、失血、感染等导致神经体液因子失调,心排血量及有效循环血容量不足,微循环灌注量明显下降,因而无法维持重要生命脏器的灌流,以致缺血、缺氧、代谢紊乱等引起一系列病理、生理变化的综合征。休克的原因有很多,有效循环血容量锐减是其共同特点。

一、分类

休克可因病因不同分为以下 6 种。

1.低血容量休克

包括失血、失液、烧伤、过敏、毒素、炎性渗出等。

2.创伤性休克

创伤后除血液丢失外,组织损伤致大量液体渗出,毒素分解释放、吸收,以及神经疼痛因素等,都可导致休克。

3.感染性休克

多见于严重感染，体内毒素产物吸收所致等。

4.心源性休克

见于急性心肌梗死、严重心肌炎、心律失常等。

5.过敏性休克

为药物或免疫血清等过敏而引起。

6.神经源性休克

见于外伤、骨折和脊髓麻醉过深等。

二、病理机制

各种原因引起的休克虽各有特点，但最终导致的生理功能障碍大致相同，有效循环血容量不足是重要因素，心排血量下降是直接过程，血管床的容积扩大，微循环瘀血，器官功能障碍是最终结果。

1.休克早期又称缺血性缺氧期

此期实际上是机体的代偿期，微循环受休克动因的刺激，使儿茶酚胺、血管紧张素、加压素、血栓素 A（TXA）等体液因子大量释放，导致末梢小动脉、微循环、毛细血管前括约肌、微静脉持续痉挛，使毛细血管前阻力增加，大量真毛细血管关闭，故循环中灌流量急剧减少。上述变化使血液重新分布，以保证心脏等重要脏器的血供，故具有代偿意义。随着病情的发展，某些血管中的微循环动静脉吻合支开放，使部分微循环血液直接进入微静脉（直接通路）以增加回心血量。此期患者表现为精神紧张，烦躁不安，皮肤苍白、多汗，呼吸急促，心率增速，血压正常或偏高，如立即采取有效措施容易恢复，若被忽视，则病情很快恶化。

2.休克期又称瘀血期或失代偿期

此期系小血管持续收缩，组织明显缺氧，经无氧代谢后大量乳酸堆积，毛细血管前括约肌开放，大量血液进入毛细血管网，造成微循环瘀血，血管通透性增强，大量血浆外渗，此外，白细胞在微血管上黏附，微血栓形成，使回心血量明显减少，故血压下降，组织细胞缺氧及血管受损加重。除儿茶酚胺、血管升压素等体液因素外，白三烯（LTS）、纤维连接素（Fn）、肿瘤坏死因子（TNF）、白介素（TL）、氧自由基等体液因子均造成细胞损害，也为各种原因休克的共同规律，被称为"最后共同通路"。临床表现为表情淡漠，皮肤、黏膜发绀，中心静脉压降低，少尿或无尿，以及一些脏器功能障碍的症状。

3.休克晚期又称 DIC 期

此期是指在毛细血管瘀血的基础上细胞缺氧更重，血管内皮损伤后胶原暴露，血小板聚集，促发内凝及外凝系统，在微血管形成广泛的微血栓，细胞经持久缺氧后胞膜损伤，溶酶体释放，细胞坏死自溶，并因凝血因子的消耗而播散出血，同时，因胰腺、肝、肠缺血后分别产生心肌抑制因子（MDF）、血管抑制物质（VDM）及肠因子等物质，最终导致重要脏器发生严重损伤，功能衰竭，此为休克的不可逆阶段。

三、临床表现

1.意识和表情

休克早期，脑组织血供尚好，缺氧不严重，神经细胞反应呈兴奋状态，患者常表现为烦躁不安。随着病情的发展，脑细胞缺氧加重，患者的表情开始淡漠，意识模糊，晚期则昏迷。

2.皮肤和肢端温度

早期因血管收缩口唇苍白，四肢较冷、潮湿。后期因缺氧或瘀血口唇发绀，颈静脉萎缩，甲床充盈变慢。

3.血压

是反映心输出压力和外周血管的阻力，不能代表组织的灌流情况。在休克早期，由于外周血管阻力增加，可能有短暂的血压升高现象，此时舒张压升高更为明显，心排血量低，收缩压相对减低，因而脉压减小，这是休克早期较为恒定的血压变化，只有代偿不全时，才出现血压下降。

4.脉搏

由于血压低，血容量不足，心搏代偿增快，以维持组织灌流，但由于每次心搏出量都较少，这样更加重心肌缺氧，心肌收缩乏力，所以在临床常常是脉搏细弱。

5.呼吸

多由缺氧和代谢性酸中毒引起呼吸浅而快，晚期由于呼吸中枢受抑制，呼吸深而慢甚至不规则。

6.尿量

早期是肾前性，尿量减少反映血容量不足，肾血灌注不足，后期有肾实质性损害，不但少尿，重者可发生无尿。

以上为各类休克共同的症状和体征，临床上创伤休克突出的表现有"5P"，即皮肤苍白、冷汗、虚脱、脉搏细弱、呼吸困难。

四、病情评估

评估的目的是根据临床各项资料，及早发现休克的前期表现及病情的变化情况，为休克的早期诊治争取有利时机。

（一）病情判断

1.病史收集

重点了解休克发生的时间、程度，患者受伤史、伴随症状；是否进行抗休克治疗；目前的治疗情况等。

2.实验室检查

（1）测量红细胞计数、血红蛋白和血细胞比容，可了解血液稀释或浓缩的程度。

（2）测量动脉血气分析和静脉血二氧化碳结合力，帮助了解休克时酸碱代谢变化的过程和严重程度。

（3）测定动脉血乳酸含量，反映细胞内缺氧的程度，也是判断休克预后的一个重要指标，正常值为 1.3 mmol/L。

（4）测定血浆电解质，有助于判断休克时机体内环境与酸碱平衡是否稳定。

（5）测定肝、肾功能，有助于了解休克状态下肝、肾等重要脏器的功能。

（6）测定血小板计数、凝血因子时间与纤维蛋白原以及其他凝血因子等，有助于了解是否有发生 DIC 的倾向。

表 3-1　休克的程度估计

休克程度	估计出血量（mL）（占全身血容量%）	皮肤温度	肤色	口渴	神志	血压（mmHg）	脉搏（次/分）	血细胞比容	中心静脉压	尿量（mL）
休克前期	760（<15%）	正常	正常	轻	清楚	正常或增高	正常或略快	0.42	正常	正常或略少
轻度休克	1250（15%～25%）	发凉	苍白	轻	神志清楚，精神紧张	90～100/60～70	100～120	0.38	降低	少尿
中度休克	1750（25%～35%）	发凉	苍白	口渴	神志尚清楚，表情淡漠	60～90/40～60	>120	0.34	明显降低	5～15
重度休克	2250（35%～45%）	冷湿	发绀	严重口渴	意志模糊，甚至昏迷	40～60/15～40	>120	<0.3	0	0

3.失血量估计方法

（1）休克指数：脉率/收缩压，正常值 0.5 左右。休克指数为 1，失血量约 1000 mL；休克指数为 2，失血量约 2000 mL。

（2）收缩压 10.7 kPa（80 mmHg）以下，失血量为 1500 mL 以上。

（3）凡有以下一种情况，失血量为 1500 mL 以上：①苍白口渴；②颈外静脉塌陷；③快速输入平衡液 1000 mL，血压不回升；④一侧股骨开放性骨折或骨盆骨折。

4.休克程度估计

临床上可将休克分为轻、中、重三度（见表3-1）。

5.休克早期诊断

休克早期表现为：①神志恍惚或清醒而兴奋；②脉搏＞100次/分，或异常缓慢；③脉压2.6～4.0 kPa（＜20～30 mmHg）；④换气过度；⑤毛细血管再充盈时间延长；⑥尿量＜30 mL/h（成人）；⑦直肠与皮温差3℃以上；若有以上一项须警惕，两项以上即可诊断。

有明确的受伤史和出血征象的伤员出现休克，诊断为休克并不困难。对伤情不重或无明显出血征象者，可采用一看（神志、面色）、二摸（脉搏、肢温）、三测（血压）、四量（尿量）等进行综合分析。

（二）临床观察

1.神志状态

反映中枢神经系统血流灌注情况，患者神志清楚、反应良好表示循环血量已能满足机体需要。休克早期可表现为兴奋状态，随着休克程度的加重，可转为抑制状态，甚至昏迷。

2.肢体温度、色泽

肢体温度和色泽能反映体表灌流的情况，四肢温暖，皮肤干燥，轻压指甲或口唇时局部暂时苍白而松压后迅速转为红润，表示外周循环已有改善，黏膜由苍白转为发绀，提示进入严重休克；出现皮下瘀斑及伤口出血，提示DIC的可能。

3.体温不升或偏低

但发生感染性休克时，体温可高达39℃。

4.脉搏

休克时脉搏细速出现在血压下降之前，是判断早期休克血压下降的可靠依据。

5.呼吸

浅而快，伴有酸中毒时呼吸深而慢。晚期可出现进行性呼吸困难。

6.尿量

观察尿量就是观察肾功能的变化，它是反映肾脏毛细血管灌注的有效指标，也是反映内脏血流灌注情况的一个重要指标。早期肾血管收缩，血容量不足，可出现尿量减少；晚期肾实质受损，肾功能不全，可出现少尿加重，甚至无尿。

7.血压与脉压

观察血压的动态变化对判断休克有重要作用。休克早期由于外周血管代偿性收缩，血压可暂时升高或不变，但脉压减小；失代偿时，血压进行性下降。脉压是反映血管痉挛程度的重要指标。脉压减小，说明血管痉挛程度加重，反之，说明血管痉挛开始解除，微循环趋于好转。

五、治疗

由于休克可能危及生命，应紧急采取有效的综合抢救措施以改善血管的组织灌流，防止性命攸关的器官发生不可逆的损害，其治疗原则必须采取综合疗法，应尽早去除病因，及时、合理、正确地选用抗休克药物，以尽快恢复有效循环血量，改善组织灌流，恢复细胞功能。

（一）紧急处理和急救

对心搏、呼吸停止者立即行心肺复苏术。对严重的战创伤者采取边救治、边检查、边诊断或先救治后诊断的方式进行抗休克治疗，同时采取以下措施。

（1）尽快建立 2 条以上静脉通道补液和血管活性药。

（2）吸氧，必要时气管内插管和人工呼吸。

（3）监测脉搏、血压、呼吸、中心静脉压、心电图等生命体征及测量指标。

（4）对开放性外伤立即进行包扎、止血和固定。

（5）镇痛：肌内注射或静注吗啡 5～10 mg，但严重颅脑外伤、呼吸困难、急腹症患者在诊断未明时禁用。

（6）尽快止血：一般表浅血管或四肢血管出血，可采用压迫止血或止血带方法进行暂时止血，待休克纠正后再行根本性止血；如遇内脏破裂出血，可在快速扩容的同时积极进行手术止血。

（7）采血标本送检，查血型及配血。

（8）留置导尿管监测肾功能。

（9）全身检查，以查明伤情，必要时进行胸、腹腔穿刺和做床旁 B 超、X 线摄片等辅助检查明确诊断，在血压尚未稳定前严禁搬运患者。

（10）对多发伤原则上按照胸、腹、头、四肢的顺序进行处置。

（11）确定手术适应证，做必要术前准备，进行救命性急诊手术，如气管切开、开胸心脏按压、胸腔闭式引流、剖腹止血手术等。

（12）适当的体位，取休克位即头和腿部各抬高 30°，以增加回心血量及减轻呼吸时的负担，要注意保暖。

（13）向患者或陪伴者询问病史和受伤史，做好抢救记录。

（二）液体复苏

1.复苏原则

休克液体复苏分为 3 个阶段，根据各阶段的病理、生理特点采取不同的复苏原则与方案。

（1）第一阶段为活动性出血期：从受伤到手术止血约 8 个小时，此期的重要病理生理特点是急性失血（失液）。治疗原则主张用平衡盐液和浓缩红细胞复苏，比例为 2.5∶1，不主张用高渗盐溶液、全血及过多的胶体溶液复苏，不主张用高渗盐溶液是因为高渗溶液增加有效循环血容量、升高血压是以组织间液、细胞内液降低为代价的，这对组织细胞代谢是不利的；不主张早期用全血及过多的胶体溶液是为了防止一些小分子蛋白质在第二期进入组织间，引起过多的血管外液体扣押，同时对后期恢复不利，如患者大量出血，血色素很低，可增加浓缩红细胞的输注量。

（2）第二阶段为强制性血管外液体扣押期：历时 1～3 天。此期的重要病理生理特点是全身毛细血管通透性增加，大量血管内液体进入组织间，出现全身水肿，体重增加。此期的治疗原则是在心肺功能耐受情况下积极复苏，维持机体足够的有效循环血量。同样，此期也不主张输注过多的胶体液，特别是清蛋白。此期关键是补充有效循环血量。

（3）第三阶段为血管再充盈期：此期集体功能逐渐恢复，大量组织间液回流入血管内。此期的治疗原则是减慢输液速度，减少输液量。同时在心肺功能监护下可使用利尿剂。

2.复苏液体选择

一个理想的战创伤复苏液体应满足以下几个要素：①能快速恢复血浆容量，改善循环灌注和氧供；②有携氧功能；③无明显不良反应，如免疫反应等；④易储存、运输，且价格便宜。

（1）晶体液：最常用的是乳酸钠林格溶液，钠和碳酸氢根的浓度与细胞外液几乎相同，平衡盐溶液和生理盐水等也均为常用。

扩容需考虑 3 个量，即失血量、扩张血管内的容积、丢失的功能细胞外液，后者必须靠晶体液纠正，休克时宜先输入适量的晶体液以降低血液黏稠度，改善微循环。但由于晶体液的缺陷在于它不能较长时间停留在血管内以维持稳定的血容量，输入过多反而可导致组织水肿，故应在补充适量晶体液后补充适量的胶体液，如清蛋白、血浆等。

（2）胶体溶液：常用的有 706 代血浆、中分子右旋糖酐、全血、血浆、清蛋白等，以全血为最好。全血有携氧能力，对失血性休克改善贫血和组织缺氧特别重要。补充血量以维持人体血细胞比容在 0.30 左右为理想，但胶体液在血管内只能维持数小时，同时用量过大可使组织间液过量丢失，且可发生出血倾向，常因血管通透性增加而引起组织水肿。故胶体液输入量一般为 1500～2000 mL。中度和重度休克应输一部分全血。右旋糖酐 40 也有扩容、维持血浆渗透压、减少红细胞凝聚及防治 DIC 的作用。但它可干扰血型配合和凝血机制，对肾脏有损害，且可引起变态反应，故不宜大量应用，每天 500～1000 mL 即可。晶体液和胶体液有各自的优势，也有各自的不足。

3.液体补充量

常为失血量的 2～4 倍，不能失多少补多少。晶体与胶体比例为 3∶1。中度休克者输全血 600～800 mL，当血球比积低于 0.25 或血红蛋白低于 60 g/L 时应补充全血。

4.补液速度

原则是先快后慢，第一个 30 分钟输入平衡液 1500 mL、右旋糖酐 500 mL，如休克缓解可减慢输液速度，如血压不回升，可再快速输入平衡液 1000 mL，如仍无反应，可输全血 600～800 mL，或用 7.5%盐水 250 mL，其余液体在 6～8 小时内输入。在抢救休克患者时，不仅需要选择合适的液体，还需以适当的速度输入，才能取得满意的效果，然而，快速输液的危险性易引起急性左心衰竭和肺水肿，故必须在输液的同时监测心脏功能，常用的方法是监测中心静脉压（CVP）与血压或肺动脉楔压（PAWP）。

5.监测方法

临床判断补液量主要依靠监测血压、脉搏、尿量、中心静脉压、血细胞比容等。有条件应用 Swan-Ganz 导管行血流动力学监测。循环恢复灌注良好指标为尿量 300 mL/h；收缩压＞13.3 kPa（100 mmHg）；脉压＞4 kPa（30 mmHg）；中心静脉压为 0.5～1 kPa（5.1～10.2 mmHg）。

（三）抗休克药物的应用

1.缩血管药物与扩血管药物的应用

缩血管药物可以提高休克患者的血压，以受体兴奋为主的去甲肾上腺素 3 mg 左右或间羟胺（阿拉明）10～20 mg，加在 500 mL 液体内静脉滴注，维持收缩压在 12～13.3 kPa（90～100 mmHg）为宜，如组织灌注明显减少，仅为权宜之计，用于血压急剧下降，危及生命时，应尽快输血输液恢复有效血容量。

扩血管药物可在扩容的基础上扩张血管以增加微循环血容量，常用的有异丙肾上腺素、多巴胺、妥拉唑林、山莨菪碱、硝普钠等，尤其适用于晚期因休克导致心力衰竭的伤员。

血管活性药物必须在补足血容量的基础上使用，应正确处理血压与组织灌注流量的关系。血管收缩剂虽可提高血压，保证心脑血流供应，但血管收缩本身又会限制组织灌流，应慎用。血管扩张剂虽使血管扩张血流进入组织较多，但又会引起血压下降，影响心脑血流供应。在使用时应针对休克过程的特点灵活应用。例如，使用适量的阿拉明等既有α受体，又有β受体作用的血管收缩剂，维持灌流压，同时使用小剂量多巴胺维持心、脑、肾血流量是较为合理而明智的。

2.肾上腺皮质激素

肾上腺皮质激素可改善微循环，保护亚细胞结构，增强溶酶体膜的稳定性，并有抗心肌抑制因子的作用。严重休克时主张大剂量、早期、静脉、短期使用肾上腺皮质激素。常用甲泼尼龙，每次 200～300 mg；地塞米松，每次 10～20 mg；氢化可的松，每次 100～200 mg，隔 4～6 小时静脉注射 1 次。应注意的是，大剂量糖皮质激素会使机体抗感染能力下降，延迟伤口愈合，促进应激性溃疡的发生，故应限制用药时间，一般为 48～72 小时，有糖尿病或消化道溃疡出血危险者应慎用。

3.盐酸纳洛酮

盐酸纳洛酮具有阻断β内啡肽的作用，可使休克时血压回升，起到良好的抗休克作用。此外，它还能稳定溶酶体膜，抑制心肌抑制因子，增加心排血量。其主要的不良反应为疼痛，在一定程度上限制了休克的治疗。

（四）纠正酸中毒和电解质紊乱

酸中毒贯穿于休克的始终，因此，应根据病理生理类型结合持续监测的血气分析，准确掌握酸中毒及电解质的异常情况，采取措施。

1.代谢性酸中毒缺碱

HCO_3^- > 5 mmol/L 时，常非单纯补液能纠正，应补充碱性药物，常用的药物为碳酸氢钠、乳酸钠和氨丁三醇。

2.呼吸性酸中毒并发代谢性酸中毒

一般暂不需要处理，若同时伴有血中标准碳酸盐（SB）和 pH 增高时则需要处理。对气管切开或插管的患者，可延长其外管以增加呼吸道的无效腔，使 PCO_2 增至 4 kPa

（30 mmHg）以上以降低呼吸频率。

3.呼吸性酸中毒

常为通气不足并发症进行性充血性肺不张所致，应早清理气道以解除呼吸道梗阻，及早行气管切开术，启用人工呼吸器来维持潮气量12～15 mL/kg，严重时应采用呼气终末正压（PEEP）。

休克时酸中毒主要是乳酸聚积引起的乳酸性酸中毒，故二氧化碳结合力作为判定酸中毒和纠正酸中毒的指标可能更为合理，也可采用碱剩余计算补碱量，计算公式如下。

所需补碱量=（要求纠正的二氧化碳结合力－实测的二氧化碳结合力）×0.25×千克体重

所需补碱量=（2.3－实测碱剩余值）×0.25×千克体重

由于缺氧和代谢性酸中毒，容易引起细胞内失钾，尽管血钾无明显降低，但机体总体仍缺钾，因此应在纠酸的同时补钾。

（五）对症治疗

1.改善心功能

由于各类休克均有不同程度的心肌损害，除因急性心肌梗死并发休克者外，当中心静脉压和肺动脉楔压升高时可考虑使用洋地黄强心药，并应注意合理补液，常用药为毛花苷C（西地兰）0.2～0.4 mg加入25%葡萄糖注射液20 mL内，静脉缓慢推注。

2.DIC的防治

DIC的治疗原则以积极治疗原发病为前提，改善微循环应尽早使用抗凝剂以阻止DIC的发展。常用的药物为肝素。此药物可阻止凝血因子转变为凝血酶，从而清除血小板的凝集作用，DIC诊断一经确定，即应尽早使用，用量为0.5～1 mg/kg，加入5%葡萄糖注射液250 mL中，静脉滴注每4～6小时1次。以便凝血时间延长至正常值的1倍（20～30分钟）为准。

3.氧自由基清除剂

休克时组织缺氧可产生大量氧自由基（OFR），它作用于细胞膜的类脂，使其过氧化而改变细胞膜的功能，并能使中性粒细胞凝聚造成微循环的损害。在休克使用的OFR清除剂有超氧化物歧化酶（SOD）、过氧化氢酶（CAT）、维生素 C 和 E、谷胱甘肽与硒等。

4.抗休克裤

它能起到"自身输血"作用，自身回输 750～1000 mL 的储血，以满足中枢循环重要脏器的血供。同时还有固定骨折、防震、止痛及止血的作用，一般充气维持在 2.7～5.3 kPa（20～40 mmHg）即可，是战时现场休克复苏不可缺少的急救设备。

5.预防感染

休克期间人体对感染的抵抗力降低，同时还可以发生肠道细菌易位，肠道内的细菌通过肠道细菌屏障进入人体循环引起全身感染等。对严重挤压伤或多处伤，并发胸腹部创伤者应在抢救开始即早期大剂量应用抗生素，预防损伤部位感染。

六、监护

（一）一般情况监护

观察患者有无烦躁不安，呼吸浅快，皮肤苍白，出冷汗，口渴，头晕，畏寒，休克的早期表现，加强体温、脉搏、呼吸、血压的监护，尤其要重视脉压的变化。

（二）血流动力学监测

1.心电监测

心电改变显示心脏的即时状态。在心功能正常的情况下，血容量不足及缺氧均会导致心动过速。

2.中心静脉压（CVP）监测

严重休克患者应及时进行中心静脉压的监测以了解血流动力学状态。中心静脉压正常值为 0.49～1.18 kPa（5～12 cmH$_2$O），低于 0.49 kPa（5 cmH$_2$O）时常提示血容量不足；＞1.47 kPa（15 cmH$_2$O）则表示心功能不全，静脉血管床收缩或肺静脉循环阻力增加；＞1.96 kPa（20 cmH$_2$O）时，提示充血性心力衰竭。在战伤休克情况下，应注意中心静脉压和动脉压以及尿量三者的关系，决定血容量补足与否，扩容速度快慢，右心排血功能，是否应该利尿。中心静脉压是休克情况下补液或脱水的重要指标。

3.肺动脉楔压（PAWP）及心排量（CO）监测

肺动脉楔压有助于了解肺静脉、左心房和左心室舒张末期的压力，以此反映肺循环阻力的情况；有效评价左右心功能。为使用心肌收缩药、血管收缩剂或扩张剂等心血管药物治疗提供依据及判断疗效。肺动脉楔压正常值为0.8～2 kPa（6～15 mmHg），增高表示肺循环阻力增高。肺水肿时，肺动脉楔压大于3.99 kPa（30 mmHg）。当肺动脉楔压升高，即使中心静脉压无增高，也应避免输液过多，以防引起肺水肿。

心排量一般用漂浮导管，测出心血排量。休克时心排量通常降低，但在感染性休克有时较正常值增高。

4.心脏指数监测

心脏指数指每单位体表面积的心排血量可反映休克时周围血管阻力的改变及心脏功能的情况。正常值为3～3.5 L/（min·m^2）。休克时，心脏指数代偿性下降，提示周围血管阻力增高。

（三）血气分析监测

严重休克时由于大量失血，使患者处于缺氧及酸中毒状态，如伴有胸部伤，可以导致呼吸功能紊乱。因此，血气分析监测已成为抢救患者不可缺少的监测项目。随着休克加重，会出现低氧血症、低碳酸血症、代谢性酸中毒，可以多种情况复合并发出现，故需多次反复监测血气分析才能达到治疗的目的。

（四）凝血机制监测

严重休克时，由于大量出血、大量输液、大量输注库存血，常导致出血不止，凝血困难，出现DIC。故应随时监测凝血因子时间、纤维蛋白原及纤维蛋白降解产物等，帮助诊断。

（五）肾功能监测

尿量是反映肾灌注情况的指标，同时反映其他血管灌注情况，也是反映补液及应用利尿、脱水药物是否有效的重要指标。休克时，应动态监测尿量、尿比重、血肌酐、血尿素氮、血电解质等，应留置导尿管，动态观察每小时尿量，抗休克时尿量应＞20 mL/h。

（六）呼吸功能监测

呼吸功能监测指标包括呼吸的频率、幅度、节律、动脉血气指标等，应动态监测。使用呼吸机患者应根据动脉血气指标调整呼吸机。

（七）微循环灌注的监测

微循环监测指标如下：①体表温度与肛温，正常时二者之间相差 0.5℃，休克时增至 1～3℃，二者差值越大，预后越差；②血细胞比容，末梢血比中心静脉血的血细胞比容大 3%以上，提示有周围血管收缩，应动态观察其变化幅度；③甲皱微循环，休克时甲皱微循环的变化为小动脉痉挛，毛细血管缺血，甲皱苍白或色暗红。

七、预防

（1）对有可能发生休克的患者，应针对病因，采取相应的预防措施。活动性大出血者要确切止血；骨折部位要稳妥固定；软组织损伤应予包扎，防止污染；呼吸道梗阻者需行气管切开；需后送者，应争取发生休克前后送，并选用快速而舒适的运输工具，运送途中注意保暖。

（2）充分做好手术患者的术前准备，包括纠正水电解质紊乱和低蛋白血症、补足血容量、全面了解内脏功能、选择合适的麻醉方法。

（3）严重感染患者，采用敏感抗生素，静脉滴注，积极清除原发病灶，如引流排脓等。

第三节　急性重症哮喘

一、概述

（一）定义

急性重症哮喘是指哮喘持续发作，出现急性呼吸困难，用一般支气管舒张剂无效，引起严重缺氧，导致血压下降、意识障碍甚至昏迷、死亡。严重的哮喘发作持续 24 小时以上者称为哮喘持续状态。急性重症哮喘病死率高达 1%～3%，近年来有逐年增高的趋势。

（二）急性重症哮喘的病因

1.遗传因素

遗传因素在哮喘的发病中起重要作用，具体机制不明确，可能是通过调控免疫球蛋白 E 的水平及免疫反应基因发挥作用，二者互相作用、互相影响，导致气道受体处于不稳定状态或呈高反应性，而使相应的人群具有可能潜在性发展为哮喘的过敏性或特应性体质。

2.外源性变应原

（1）吸入性变应原：一般为微细颗粒，如衣物纤维、动物皮屑、花粉、油烟，空气中的真菌、细菌和尘螨等，另外还有职业性吸入物，如刺激性气体。

（2）摄入性变应原：通常为食物和药物，如海鲜、牛奶、鸡蛋、药品和食品添加剂等。

（3）接触性变应原：外用化妆品、药物等。

（三）发病机制

（1）进行性加重气道炎症。

（2）气道炎症持续存在且疗效不佳，同时伴有支气管痉挛加重。

（3）在相对轻度炎症症状的基础上骤发急性支气管痉挛。

（4）重症哮喘导致气道内广泛黏液形成。

（四）临床表现

1.主要表现

（1）呼吸困难：严重喘憋、呼吸急促、呼气费力、端坐呼吸，出现三凹征，甚至胸腹矛盾运动。

（2）精神及意识状态：焦虑恐惧、紧张、烦躁，重者意识模糊。

（3）肺部体征：胸廓饱满呈吸气状态，呼吸幅度减小，两肺布满响亮哮鸣音，有感染时可闻及湿啰音；也可因体力耗竭或小气道广泛痰栓形成而出现哮鸣音明显减弱或消失，呈"寂静肺"，提示病情危重。

（4）脉搏：脉率常＞120 次/分，有奇脉；危重者脉率可变慢，或不规则，奇脉消失。

（5）皮肤潮湿多汗，脱水时皮肤弹性减低。危重者可有发绀。

2.患者主诉

患者出现严重的呼气性呼吸困难，吸气浅，呼气时相延长且费力，强迫端坐呼吸，不能讲话，大汗淋漓，焦虑恐惧，表情痛苦，严重者可出现意识障碍甚至昏迷。

（五）治疗要点

1.吸氧

低氧血症是导致重症哮喘死亡的主要原因。如果患者年龄在 50 岁以下，给予高浓度面罩吸氧（35%～40%）。给氧的目的是将动脉血氧分压至少提高到 8 kPa，如果可能应维持在 10～14 kPa。入院后首次血气分析至关重要，并应严密随访，以了解低氧血症是否得到纠正，高碳酸血症是否发生，从而相应调整吸氧浓度和治疗方案。

2.药物治疗

首先要建立静脉通道，遵医嘱用药。

（1）肾上腺皮质激素：皮质激素为最有效的抗感染药。急性重症哮喘诊断一旦成立，应尽早大剂量使用激素，一般选用甲泼尼龙 40～125 mg（常用 60 mg），每 6 小时静脉注射 1 次或泼尼松 150～200 mg/d，分次口服。

（2）β受体激动剂：沙丁胺醇（舒喘灵）和特布他林（博利康尼）是目前国内外较为广泛使用的β受体激动剂，能迅速解除由哮喘早期反应所致支气管平滑肌痉挛，但对支气管黏膜非特异性炎症无效。在治疗急性重症哮喘时，多主张雾化吸入或者静脉注射。雾化装置以射流雾化器为佳，用氧气作为气源。超声雾化器对于严重缺氧患者可以进一步加重低氧血症，推荐剂量沙丁胺醇或特布他林溶液 1 mL（5 mg）+生理盐水 4 mL 雾化吸入，氧流量 8～10 L/min，嘱咐患者经口潮气量呼吸，每 4～6 小时重复 1 次。静脉注射沙丁胺醇 1 mg 溶于 100 mL 液体内，在 30～60 分钟滴完，每 6～8 小时重复 1 次。

（3）茶碱：具有舒张支气管平滑肌作用，并具有强心、利尿、扩张冠状动脉作用，此外还可兴奋呼吸中枢和呼吸肌，为常用平喘药物。一般用法为氨茶碱+葡萄糖注射液稀释后缓慢静脉注射或静脉滴注，首剂量 4～6 mg/kg，继而以每小时 0.6～0.8 mg/kg 的速度做静脉滴注以维持持续的平喘作用。应注意药液浓度不能过高，注射速度不能过快（静脉注射时间不得少于 10 分钟），以免引起严重毒性反应。

（4）抗生素：在哮喘的急性发作期应用抗生素并非必要，但患者如有发热、脓痰，提示有呼吸道细菌继发感染时需应用抗生素，如静脉滴注哌拉西林每次 3～4 g，1 次/2 小时；头孢呋辛，静脉滴注每次 1.5 g，1 次/8 小时。或根据痰涂片和细菌培养，药敏试验结果选用。

3.机械通气

重症哮喘常因严重的支气管痉挛、黏膜充血水肿及黏液大量分泌，使气道阻力和内压骤增，引起严重的通气不足，导致严重的呼吸性酸中毒和低氧血症，最终可造成机体多器官功能衰竭而死亡。如不能短时间内控制病情进展，病死率极高。患者经过临床药物治疗，症状和肺功能无改善，甚至继续恶化，应及时给予机械通气。其指征主要包括意识改变、呼吸肌疲劳、$PaCO_2 \geqslant 6$ kPa（45 mmHg）等。可先采用经鼻（面）罩无创机械通气，若无效应，及早行气管插管机械通气。

机械通气注意事项：①注意观察、调节、记录呼吸器通气压力的变化，以防止气胸等并发症；②根据 $PaCO_2$ 数值调节呼吸器通气量；③意识清醒者需要全身麻醉，以配合气管插管和呼吸协调。使用呼吸器时可给予适量镇静剂或麻醉药；④注意气道湿化；⑤每隔 3～4 小时充分吸痰 1 次，吸引时间勿超过 15 秒，以防缺氧，吸痰前后要密切观察病情，严防因积痰大量上涌或脱管等引起窒息；⑥吸痰时注意无菌操作，以减少呼吸道感染。

4.做好急诊监护

（1）对危重患者应持续心电监护，定时进行动脉血气检查，需要时胸部摄 X 线片。注意观察血压，有无吸停脉及意识状态的改变。酌情测定中心静脉压、肺动脉压及嵌顿压。为了判断气道阻塞程度及治疗效果，酌情进行简便肺功能测定。

（2）感染的预防及处理：感染是哮喘患者发作加重的重要因素。在实际工作中对治疗装置进行严格消毒、灭菌处理，及时更换呼吸管路，倾倒集液瓶内雾化液，吸痰、鼻饲的无菌操作，气囊的空气密闭气道都可以极大避免交叉感染和医院感染。病情允许时应及时翻身，以利痰液流出。

二、护理评估与观察要点

（一）护理评估

（1）既往史及有无哮喘家族史。

（2）发病的诱因及是否接触致敏原。

（3）咳嗽，痰液的颜色、性质、量和黏稠度。

（4）生命体征、意识状态。

（5）各项检查结果，如肺功能测定、痰液检查、动脉血气分析等。

（6）药物治疗的效果及不良反应，如各种吸入剂及糖皮质激素的应用。

（7）心理状况。

（二）观察要点

1.现存问题观察

重症哮喘患者多表现为极度呼吸困难，焦虑不安，大汗淋漓，明显发绀，心动过速（心率可达 140 次/分），甚至出现呼吸障碍而危及患者的生命，因此必须严密观察病情变化，准确监测体温、血压、脉搏、呼吸、意识等生命体征。观察氧疗效果：指（趾）甲、口唇、耳垂颜色变化情况。观察心率、心律变化，注意有无奇脉。在临床工作中，特别要注意以下 3 点：①患者呼吸频率＞35 次/分，是呼吸衰竭的先兆，其呼吸衰竭特征是呼吸频率突然由快变慢，吸呼比延长；②对于病情危重则哮鸣音消失，并不是病情好转的征象，而是一种危象；③如呼吸音很弱或听不到，则说明呼吸道阻塞严重，提示病情十分危重，有可能危及生命。

2.并发症的观察

（1）肺炎、肺不张或支气管扩张症：哮喘常因感染而诱发，又因气道痉挛、痰液引流不畅使感染迁延不愈，造成恶性循环。除并发支气管炎外，因痰栓也可致肺段不张与肺炎。反复发生肺炎的部位可有支气管扩张。

（2）自发性气胸：一旦发生气胸，往往可导致死亡。当哮喘患者突然发生严重的呼吸困难时，应立即做胸部 X 线检查，以确定是否并发气胸，如患者主诉胸闷不适，有憋气感，同时发现有呼吸急促、烦躁不安、血氧饱和度下降、冷汗、脉速，伴随着胸痛出现，经医生确诊后，立即于患侧第二肋间行胸腔闭式引流，及时处理。观察呼吸的频率、节律、血氧饱和度。

（3）肺气肿、肺源性心脏病：经常发作哮喘持续状态，易出现肺气肿，进而发展成肺源性心脏病。这可能是因为低氧血症累及小血管，使小血管痉挛而造成肺动脉高压，逐渐成为肺源性心脏病。严密观察患者神志、精神、呼吸频率、节律，定期监测血气分析，观察生命体征的变化。

（4）呼吸衰竭：严重哮喘时，由于气道阻塞，发生严重通气障碍，使 PaO_2 明显降低，$PaCO_2$ 升高，发生呼吸衰竭。密切观察病情，监测呼吸与心血管系统，包括观察全身情况、呼吸频率、节律、类型、心率、心律、血压以及血气分析结果，观察皮肤颜色、末梢循环、肢体温度等变化。

（5）电解质紊乱与酸碱失衡：哮喘持续状态时，由于通气功能发生明显障碍，可引起高碳酸血症和低氧血症。临床表现为呼吸性酸中毒和缺氧状态，特别是由于黏液栓阻塞气道，严重时可发生呼吸暂停。经积极抢救又可能由于吸氧过多，换气过度，产生呼吸性碱中毒，血气分析可出现低 $PaCO_2$ 和高 PaO_2 的情况。一般建议 pH＜7.25 以下时可应用 5%碳酸氢钠溶液 100～150 mL 静脉滴注。由于进食欠佳及缺氧所造成的胃肠道反应，患者常有呕吐，从而出现低钾、低氯性碱中毒，应予以及时补充，及时抽血查血电解质。

第四节　多器官功能障碍综合征

一、概述

多器官功能障碍综合征（MODS）是指机体遭受严重创伤、休克、感染及外科大手术等机械损伤 24 小时后，2 个或 2 个以上的器官或系统同时或序贯发生功能障碍或衰竭，不能维持自身的生理功能，从而影响全身内环境稳定的临床综合征群。本综合征在概念上强调原发致病因素是急性的，器官功能不全是多发的、进行的、动态的，器官功能障碍是可逆的，可在其发展的任何阶段进行干预治疗，功能可望恢复。

二、病因及发病机制

1.病因

任何可引起全身炎症反应的疾病均可发生 MODS，如严重创伤、心搏骤停复苏后、严重急腹症、脓毒血症、妇科急症等。患者如患有冠心病、肝硬化、慢性肾衰竭、糖尿病、系统性红斑狼疮、营养不良等时，更易发生 MODS；输血、输液、用药或呼吸机使用不当也是 MODS 的诱因。

（1）严重创伤：严重的创伤（烧伤、战伤）是诱发MODS的基本因素之一。严重创伤、大面积烧伤和侵袭性大手术、冻伤、挤压综合征导致的组织损伤常引起急性肺、心、肾、肝、消化道等脏器、系统功能衰竭。

（2）休克：各脏器常因血流不足而呈低灌流状态，组织缺血、缺氧、毒性物质蓄积等影响、损害各器官的功能，尤其创伤大出血和严重感染引起的休克更易发生MODS。

（3）严重感染：败血症时菌群紊乱、细菌移位及局部感染病灶也是发生MODS的主要因素之一。

（4）大量输血、输液及药物使用不当：大量输血后微小凝集块可导致肺功能障碍，凝血因子的缺乏能造成出血倾向；输液过多可使左心负荷增加，严重时能引起急性左心功能衰竭、肺水肿；长期大量使用抗生素能引起肝、肾功能损害，菌群紊乱；大量去甲肾上腺素等血管收缩药可引起血管的强烈收缩，造成组织灌注不良。

（5）心搏、呼吸骤停：造成各脏器缺血、缺氧，而复苏后又可引起"再灌注"损害，这样可发生MODS。随着CPR技术的不断发展，心肺复苏的成功率日渐提高，自主循环恢复后常发生心血管功能和血流动力学的紊乱，表现为低血容量休克、心源性休克和全身炎症反应综合征（SIRS）。复苏后出现的MODS及复苏后多器官功能障碍综合征在临床上也越发常见。

2.发病机制

（1）炎症失控假说：炎症反应学说是MODS最基本的发病机制。MODS是由于机体受到创伤和感染刺激而发生的炎症反应过于强烈以致促炎-抗感染失衡，从而损伤自身细胞的结果。MODS发病过程中除感染或创伤引起的毒素释放和组织损伤外，主要通过内源性介质的释放引起全身炎症反应，目前把这些统称为全身炎症反应综合征（SIRS）。

（2）缺血-再灌注损伤与自由基学说：缺血再灌注和自由基损伤是MODS的重要机制之一。近年来，人们在缺血-再灌注损伤学说中，又引入了内皮细胞与白细胞相互作用引起器官实质细胞损伤的观点，即血管内皮细胞（EC）能通过多种凝血因子和炎症介质，与多形核白细胞（PMN）相互作用，产生黏附连锁反应，导致器官微循环障碍和实质器官损伤。

（3）肠屏障功能损伤及肠道细菌移位：胃肠道是创伤、急腹症及大手术患者等危重患者并发脓毒血症的重要细菌和（或）内毒素来源，是 MODS 中始动器官之一。由于禁食、制酸剂、抗生素等的不合理应用，肠道菌群失调，肠道屏障功能破坏，通透性升高，动力丧失，细菌移位，均成为 MODS 患者菌血症来源。

（4）应激基因理论：应激基因反应是指一类由基因程序控制，能对环境应激刺激作出反应的过程，如热休克反应、氧化应激反应、紫外线反应、急性期反应等。应激基因反应能促进创伤、休克、感染、炎症等应激打击后细胞代谢所需的蛋白合成。应激基因引起细胞功能改变的最终后果是导致机体不再能对最初或以后的打击作出反应，而发生 MODS。

（5）两次打击和双击预激假说：最早的严重损伤可被视为第一次打击，在该次打击时，可使全身免疫系统处于预激状态，此后，如果病情平稳，则炎症反应逐渐消退，损伤的组织得以修复。当受到再次打击时，全身炎症反应将成倍扩增，可超大量地产生各种继发性炎症介质。

三、临床表现与诊断

1.临床表现

主要临床表现为各系统及器官的功能变化。肺脏是衰竭发生率最高、发生最早的器官。肠黏膜屏障功能在 MODS 发病过程中较早受损或衰竭，特别是在严重创伤并发休克和再灌流损伤时表现突出。由于胃肠道是人体内最大的细菌和内毒素库，肠屏障受损能引起肠道细菌移位和门静脉内毒素血症，从而激活肝脏单核-巨噬细胞系统，启动全身炎症反应。随着 MODS 的进展，常可出现肝肾衰竭及胃肠道出血，而心血管或血液系统通常是 MODS。

2.诊断

MODS 的主要诊断依据包括：①存在诱发 MODS 的病史或病症；②存在全身炎症反应综合征和（或）代偿性抗感染反应综合征的临床表现，脓毒血症或免疫功能障碍的表现及相应的临床症状；③存在 2 个或 2 个以上系统或器官功能障碍。

四、治疗

对于 MODS 目前尚缺乏有效治疗方法。一旦发生 MODS，病死率极高，处理 MODS 的关键是预防。因此，应尽早识别 MODS 的高危因素，如原发疾病的严重性、严重创伤、脓毒症或严重感染等，进行动态观察和监测。对高危患者早期给予免疫治疗、抗感染药和其他支持疗法。MODS 发生后，应以维持内环境稳定、纠正低氧血症和低蛋白血症，提供充分营养代谢支持，予以救治。对 MODS 应积极寻找感染灶，选用高效广谱抗生素控制感染。

五、救护措施

（一）预防

目前对 MODS 的治疗主要是进行综合治疗和器官功能的支持。因对其病理过程缺乏有效的遏制手段，一旦发生 MODS，病死率极高，处理 MODS 的关键在于预防。预防 MODS 的基本要点主要包括以下 5 点。

（1）提高复苏质量，重视患者的循环和呼吸，尽可能及早纠正低血容量，组织低灌流和缺氧。现场急救和住院治疗过程中，应及时处理失血、失液、休克、气道阻塞、换气功能低下等。各项措施都要强调时间性，因为组织低灌流和缺氧的时间越久，组织损害就越重，缺血的再灌注损伤也更严重。

（2）防治感染，是预防 MODS 极为重要的措施。明确的感染灶必须及时引流，彻底清除坏死组织。尽可能使感染病变局限化，减轻毒血症。应根据致病菌和药物敏感试验选用有效抗生素。

（3）尽可能改善全身情况，如体液、电解质和酸碱度的平衡、营养状态等，酸中毒可影响心血管和肺；碱中毒可影响脑；营养不良可降低免疫功能，消耗肌组织等。

（4）及早治疗任何一个首先继发的器官功能障碍，阻断病理的连锁反应，以免形成 MODS。临床经验证明，治疗单一器官功能障碍，胜过治疗 MODS。早期识别器官功能障碍，就可做到在出现明显的器官衰竭以前进行早期治疗干预。

（5）处理各种急症时应有整体观点，尽可能达到全面的诊断和治疗。诊断不但要明确主要的病变，还要了解主病以外其他重要器官的功能有无改变。治疗要根据具体病情的轻重缓急采取措施，首先是抢救患者生命。要全面考虑不能顾此失彼而诱发MODS。

（二）治疗

1.病因治疗，控制感染

积极治疗原发疾病，避免和消除诱发因素，清除病灶，彻底排脓，早期细致清创。如感染诱发者，根据感染部位、致病菌流行病学与培养、药敏试验结果选用广谱有效抗生素控制感染；腹腔脓肿者，应积极引流和进行腹腔冲洗。

2.对抗感染症介质

目前应用较广泛的有抗氧化药，如维生素 A、维生素 C、维生素 E、辅酶 Q10 和半胱氨酸等。还有肿瘤坏死因子α单克隆抗体、黄嘌呤氧化酶抑制剂也已应用于临床，尚能改善 MODS 患者的预后。

3.营养和代谢支持

MODS 患者的代谢特点是处于持续的高分解代谢状态、耗氧量增加，胰岛素抵抗，葡萄糖的利用受到限制，蛋白质的急性丢失使器官功能受损，严重的营养不良导致免疫功能低下。营养支持的目的是：①补充蛋白质及能量的过度消耗；②维持或增强机体抗感染能力；③维持器官功能和创伤后期组织修复的需要。代谢支持治疗目标包括：①纠正代谢功能紊乱；②提供合理营养底物；③通过特殊营养物调节机体免疫反应。代谢支持的着眼点在于保持正氮平衡，而非普通热能平衡。合理的代谢支持，可提供足够的热量，减少氨基酸作为能量的消耗，减少肌肉蛋白质分解，促进蛋白质的合成。

4.中和毒素

内毒素血症是 MODS 的主要始动因素，应积极清除，从而阻断疾病进展。常用的方法有控制感染、防止肠道细菌和内毒素易位等。

5.器官功能支持

对于 MODS 由于缺乏特殊治疗，因此器官功能支持可以说是最基本的治疗，使受累的器官能度过危险期而趋向恢复，保护尚未受累的器官免受损害。

（1）心脏和循环的支持：维持有效循环血容量，保证重要器官灌注。必要时应用血流导向气囊导管（Swan-Ganz 导管）监测心排血量和肺毛细血管楔压，据此调整输液速度、种类和指导血管活性药（多巴胺、多巴酚丁胺和酚妥拉明）的应用。根据心律失常类型应用相应抗心律失常药物，有心功能不全者可使用正性肌力药物去乙酰毛花苷（西地兰）。

（2）肺的支持：肺是最敏感的器官。MODS 时肺是最早受累器官，表现为急性呼吸窘迫综合征（ARDS）。积极控制和治疗 ARDS 是治疗 MODS 的关键。维持呼吸道通畅，吸痰、雾化吸入，必要时气管切开吸痰。据情况给予面罩或鼻导管给氧；难治性低氧血症者行高频通气，必要时机械通气。但在吸氧治疗中必须注意防止氧中毒。

（3）肾的支持：保证和改善肾脏灌注，维持尿量在 30 mL/h 以上。应用多巴胺和酚妥拉明保护肾脏，防止肾功能恶化，避免应用肾脏毒性药物。少尿者应用呋塞米。经适当补液和应用利尿药后仍持续少尿或无尿时，及时采取血液净化技术。伴有急性肾衰竭、严重高钾血症和代谢性酸中毒的 MODS 患者，首选血液透析。

（4）肝的支持：补充足够的热量及能量合剂（辅酶 A/ATP），维持正常血容量，纠正低蛋白血症。应用适量葡萄糖液，防止低血糖。并发肝性脑病者，应用支链氨基酸，纠正氨基酸代谢紊乱。适量补充新鲜血浆，加强单核-吞噬细胞功能。

（5）胃肠道的支持：应激性溃疡出血是 MODS 常见的胃肠功能衰竭症状。临床常规应用抗酸药（H2 受体阻滞剂、胃黏膜质子泵抑制药）、胃黏膜保护药（硫糖铝、生长抑素）和止血药（凝血酶）。MODS 患者胃黏膜 pH 升高，应用抗酸药可促使肠道细菌繁殖、黏膜屏障破坏、毒素吸收、细菌易位，加速 MODS 的发展。可选用中药大黄。

（6）血液系统支持：主要治疗 DIC。早期及时应用抗凝、溶栓治疗。抗凝药常选用肝素、双嘧达莫（潘生丁）、阿司匹林等；溶栓药有尿激酶、链激酶及重组组织型纤溶酶原激活剂（rt-PA）。纤溶期时，在肝素治疗基础上配合应用抗纤溶药，如 6-氨基己酸和氨甲环酸等。根据病情输注血小板悬液、凝血因子复合物和各种凝血因子。

（7）中枢神经系统支持：纠正低血压，改善脑血流。头部局部采用低温疗法，降低脑代谢率。选用甘露醇、呋塞米、地塞米松等防治脑水肿，可交替使用或联用。应用胞磷胆碱、脑活素等促进脑代谢。

（三）监测

1.血流动力学监测

监测血压、中心静脉压、肺毛细血管楔压和心排血量。

2.呼吸功能监测

MODS 时肺常是最先受累的器官。监测呼吸功能有助于及时发现肺功能障碍。

（1）严密观察呼吸频率、节律和幅度：呼吸频率超过 35 次/分，伴有呼吸困难者，应考虑机械呼吸。

（2）呼吸机械力学监测：包括潮气量（VA）、功能残气量、每分通气量（VE）、肺泡通气量、气道压力、肺顺应性、呼吸功能、肺泡通气血流之比（VA/Q）等。肺顺应性低于 50 mL/kPa 时必须使用呼吸机。

（3）动脉血气分析：包括动脉血氧分压（PaO_2）、动脉二氧化碳分压（$PaCO_2$）、pH、BE 等。吸入氧浓度为 50% 时，如 PaO_2 低于 8.0 kPa（60 mmHg），应行机械通气支持。

（4）肺毛细血管嵌压（PCMP）监测：呼气末正压通气（PEEP）时监测 PCMP。

（5）胸部 X 线检查：显示肺野点状阴影，提示散在肺泡内渗出。

3.肾功能监测

（1）尿液监测：包括尿量、尿比重、尿钠、尿渗透压、尿蛋白等。其中尿量是监测肾功能最简单和敏感的指标，应精确记录每天尿量。

（2）生化检查：尿素氮、肌酐、渗透清除量等。当血尿素氮＞17.8 mmol/L，血肌酐177～381.2μmol/L，并有逐渐增高趋势时，或原有肾脏病史，血肌酐增加2倍以上者，考虑急性肾功能障碍，必要时进行血液透析治疗。

4.肝功能监测

前清蛋白、视黄醇结合蛋白、胆红素的亚成分、吲哚氰绿清除试验、苯丙氨酸以及酮体比例是肝功能的临床监测指标。

5.凝血功能监测

主要包括血小板计数、凝血时间、纤维蛋白原、凝血因子Ⅶ、凝血因子Ⅴ等，动态测定这些指标有利于早期发现和处理凝血功能障碍。

6.中枢神经系统功能监测

包括神志、神经系统定位体征。重症患者可嗜睡甚至昏迷。

（四）护理重点

1.了解 MODS 发生的病因

尤其了解严重多发伤、复合伤、休克、感染等是常见发病因素，做到掌握病程发展规律性并有预见性地护理。

2.了解系统脏器衰竭的典型表现和非典型变化

如非少尿性肾衰竭、非心源性肺水肿、非颅脑疾病的意识障碍、非糖尿病性高血糖等。

3.加强病情观察

（1）体温：MODS 多伴有各种感染，一般情况下血温、肛温、皮温间各差0.5～1.0℃。当严重感染并发脓毒血症休克时，体温可高达40℃以上，而当体温低于35℃以下，提示病情十分严重，常是危急或临终表现。

（2）脉搏：观察脉搏快慢、强弱、规则情况和血管充盈度及弹性，其常反映血容量和心脏、血管功能状态；注意交替脉、短绌脉、奇脉等表现，尤其要重视细速和缓慢脉象，其提示心血管衰竭。

（3）呼吸：观察呼吸的快慢、深浅、规则等情况，观察是否伴有发绀、哮鸣音、三凹征（胸骨上窝、锁骨上窝、肋间隙）、强迫体位及胸腹式呼吸等，观察有否深大 Kussmaul 呼吸、深浅快慢变化的 Cheyne-Stokes 呼吸、周期性呼吸暂停的 Biot 呼吸、胸或腹壁出现矛盾活动的反常呼吸以及点头呼吸、鱼嘴呼吸等，这些均属垂危征象。

（4）血压：血压能反映器官的灌注情况，尤其血压低时注意重要器官的保护。MODS 时不但要了解收缩压，也要注意舒张压和脉压，因其反映血液的微血管冲击力。重视测血压时听声音的强弱，此亦反映心脏与血管功能状况。

（5）意识：注意观察意识状况及昏迷程度。MODS 时，脑受损可出现嗜睡、蒙眬、谵妄、昏迷等，观察瞳孔大小、对光和睫毛反射。注意识别中枢性与其他原因所造成的征象。

（6）心电监测：密切观察心率、心律和心电图（ECG）变化并及时处理。尤其心律失常的心电图表现。

（7）尿：注意尿量、色、比重、酸碱度和血尿素氮、肌酐的变化，警惕非少尿性肾衰竭。

（8）皮肤：注意皮肤颜色、湿度、弹性、皮疹、出血点、瘀斑等，观察有无缺氧、脱水、过敏、DIC 等现象。加强皮肤护理，防止压疮发生。

（9）药物反应：注意观察洋地黄中毒、利尿剂所致电解质紊乱、降压药所致晕厥、抗生素过敏等药物反应。

4.特殊监测的护理

MODS 的患者多为危重患者，较一般普通患者有特殊监测手段，如动脉血压的监测、中心静脉压监测，在护理此类管道时严格按照无菌操作原则；保证压力传感器在零点；经常肝素化冲洗管路，保证其通畅；随时观察参数变化，及时与医生取得联系。

5.保证营养与热量的摄入

MODS 时机体处于高代谢状态，体内能量消耗很大，患者消瘦，免疫功能受损，代谢障碍，内环境紊乱，故想方设法保证营养至关重要。临床上常通过静脉营养和管饲或口服改善糖、脂肪、蛋白质、维生素、电解质等供应。长链脂肪乳剂热量高但不易分解代谢，对肺、肝有影响，晚期应用中长链脂肪乳剂可避免以上弊端。微量元素（镁、铁、锌、硒等）和各种维生素的补充也应予以一定重视。

6.预防感染

MODS 时机体免疫功能低下，抵抗力差，极易发生感染，尤其肺部感染，应予高度警惕。压疮是发生感染的另一途径。为此，MODS 患者最好住单人房，严格执行床边隔离和无菌操作，防止交叉感染。注意呼吸道护理，定时翻身拍背，有利于呼吸道分泌物排出和 ARDS 的治疗，室内空气要经常流通，定时消毒，医护人员注意洗手，杜绝各种可能的污染机会。

7.安全护理

MODS 患者病情危重，时有烦躁，再加之身上常带有许多管道，所以要注意保护好管道，防止管道脱落和患者意外受伤显得非常重要，尤其在 ICU，没有家属的陪伴，应根据病情给予患者适当的约束，注意各种管道的刻度和接头情况。

8.人工气道和机械通气的护理

保持呼吸道通畅，及时吸取气道分泌物，掌握吸痰时机和技巧；注意呼吸道湿化，常用的方法有呼吸机雾化、气道内直接滴住、湿化器湿化等；机械通气时注意血气分析结果，调整呼吸机参数。

9.心理护理

心理护理强调多与患者进行交流，了解其心理状况和需求后给予相应的护理措施，建立良好的护患关系；护士要具备过硬的业务技术水平和高度的责任心，能获得患者的信任，使患者树立战胜疾病的信心，积极配合治疗和护理。

第四章 耳鼻喉科护理

第一节 耳鼻喉科常用护理技术操作

一、外耳道冲洗法

（一）目的

（1）冲出阻塞外耳道的耵聍和表皮栓，保持外耳道清洁。

（2）冲出外耳道小异物，如小虫等。

（二）用物准备

弯盘、治疗碗、装有细塑料管的橡皮球、温生理盐水、纱布、额镜、卷棉子、消毒干棉球。

（三）操作步骤

（1）患者取坐位，解释操作的目的和方法，取得配合。

（2）将弯盘置于患侧耳垂下方，嘱患者扶助，紧贴皮肤，头稍向患侧倾斜。

（3）左手向后上方牵拉耳郭（小儿向后下方），右手将装有塑料管的橡皮球吸满温生理盐水对准外耳道后上壁方向冲洗，使水沿外耳道后上壁进入耳道深部，借回流力量冲出耵聍或异物。

（4）用纱布和棉球擦干耳郭、耳道内残留的水。利用额镜检查外耳道内是否清洁，如有残留，可再次冲洗至彻底冲净为止。

（四）注意事项

（1）坚硬而大的耵聍、尖锐的异物、中耳炎骨膜穿孔、急性中耳炎、急性外耳道炎，不宜做外耳道冲洗。

（2）冲洗液应接近体温，不应过热或过冷，以免引起迷路刺激症状。

（3）冲洗时不可对准鼓膜，用力不宜过大，以免损伤鼓膜。

（4）若耵聍未软化，可用耵聍钩钩出，或滴3%碳酸氢钠溶液2～3 d再冲洗。

（5）若冲洗过程中，患者出现头晕、恶心、呕吐或突然耳部疼痛，应立即停止冲洗并检查外耳道，必要时请医生共同处理。

二、外耳道滴药法

（一）目的

（1）软化耵聍。

（2）治疗耳道及中耳疾病。

（二）用物准备

滴耳液、消毒干棉签。

（三）操作步骤

（1）患者侧卧位或坐位，头侧向健侧，患耳向上。

（2）成人耳郭向后上方牵拉，小儿向后下方，将外耳道拉直。

（3）滴入药液后用手指反复轻按耳屏几下，使药液流入耳道四壁及中耳腔内。

（4）保持体位3～4 min。

（5）外耳道口塞入干棉球，以免药液流出。

（四）注意事项

（1）滴药前，必须将外耳道脓液洗净。

（2）药液温度以接近体温为宜，不宜太热或太凉，以免刺激迷路，引起眩晕、恶心、呕吐等不适感。

（3）如滴耵聍软化液，应事先告知患者滴入药液量要多，滴药后可能有耳塞、闷胀感，以免患者不安。

三、滴鼻法

（一）目的

（1）保持鼻腔引流通畅，达到治疗目的。

（2）保持鼻腔润滑，防止干燥结痂。

（3）保持鼻腔内纱条润滑，以利抽取。

（二）用物准备

滴鼻药、清洁棉球或纸巾少许。

（三）操作步骤

（1）嘱患者轻轻擤出鼻涕（鼻腔内有填塞物不擤）。

（2）患者取仰卧位，肩下垫枕头或头悬于床缘，头尽量后仰，呈头低肩高。

（3）每侧鼻腔滴 3～4 滴药水，轻轻按压鼻翼，使药液均匀分布在鼻黏膜上。

（4）保持原位 2～3 min 再坐起。

（5）用棉球或纸巾擦去外流的药液。

（6）对于鼻侧切开患者，为防止鼻腔或术腔干燥，滴鼻后，嘱患者向患侧卧，使药液进入术腔。

（四）注意事项

（1）滴药时，滴管口或瓶口勿触及鼻孔，以免污染药液。

（2）体位要正确，滴药时勿吞咽，以免药液进入咽部引起不适。

四、鼻腔冲洗

（一）目的

清洁鼻腔，湿润黏膜，减轻臭味，促进黏膜功能恢复。

（二）用物准备

鼻腔冲洗器、温生理盐水 1000～1500mL、脸盆 1 只、纱布少许。

（三）操作步骤

（1）患者取坐位，头向前倾。

（2）将装有温生理盐水的灌洗桶挂在距患者头部高 50 cm 处，关闭输液夹。

（3）张口自然呼吸，将橄榄头置入一侧鼻前庭，嘱患者一手将橄榄头固定于一侧前鼻孔，头侧向另一侧。打开输液夹，使桶内温生理盐水缓缓流入鼻腔，水经前鼻孔流向后鼻孔，再经另一侧鼻腔和口腔流出（流入口腔的吐出即可），即可将鼻腔内分泌物、痂皮冲出。

（4）一侧鼻腔冲洗后，将接头换到对侧鼻孔按同样方法进行冲洗。

（5）洗毕，头向前倾，让鼻腔内残余生理盐水排出，然后一侧一侧分别轻轻揭鼻，以助排净。摸鼻切忌过急、过猛，或同时紧捏两侧鼻孔用力摸鼻，而导致中耳感染。

（四）注意事项

（1）鼻腔有急性炎症及出血时禁止冲洗，以免炎症扩散。

（2）灌洗桶不宜太高，以免压力过大引起并发症。

（3）水温以接近体温为宜，不能过冷或过热。

（4）冲洗时勿与患者谈话，以免发生呛咳。

（5）冲洗时发生鼻腔出血，应立即停止冲洗。

（6）患者自行冲洗时，用手挤压冲洗液注入鼻腔时注意用力不可过猛。

（7）两侧交替进行，先冲洗鼻腔堵塞较重的一侧，再冲洗对侧。否则，冲洗盐水可因堵塞较重一侧鼻腔受阻而灌入咽鼓管。若冲洗时出现咳嗽、呕吐、喷嚏等不适现象，应立即停止，稍待片刻再进行冲洗。

第二节　耳部手术前后一般护理

手术主要包括耳前瘘管摘除术、乳突根治术、鼓膜修补术、鼓室成形术、电子耳蜗植入术、面神经手术、侧颅底手术等。

一、术前护理

（一）心理护理

了解患者的心理状态，有针对性地向患者介绍手术的目的和意义。

（二）耳部准备

慢性化脓性中耳炎耳内有脓的患者，入院后根据医嘱给予 3%双氧水溶液清洗外耳道脓液，并滴入抗生素滴耳液，每日 3～4 次，初步清洁耳道。

（三）一般护理

（1）术前备皮：剃除患侧耳郭周围头发，一般为距发际 5～6 cm。

（2）术前检查各项检验报告是否齐全、检验结果是否正常、各项辅助检查是否齐全。

（3）根据患者的病情需要完成药物敏感试验。

（4）预计术中可能输血者，做好血型和交叉配血试验。

（5）术前晚根据医嘱使用镇静剂，保证良好睡眠。

（6）按医嘱予术前用药，并做好宣教工作。

（7）局麻患者术晨可进少量干食，全麻患者术前至少禁食 6 h。

二、术后护理

（1）体位：全麻清醒后，取平卧位或健侧卧位，避免压迫术处。如无发热、头痛、眩晕等症状，次日可下床轻微活动。人工镫骨手术需头部制动 48～72 h。

（2）观察敷料的渗透情况及是否松脱，如渗血较多，及时通知医师。

（3）饮食护理：全麻清醒 6 h 后可进流质或半流质饮食，3～5 d 逐步改为普食，以高蛋白、高热量、高维生素、清淡饮食为宜。

（4）并发症观察：严密观察患者有无面瘫、眼震、头晕、恶心、呕吐等并发症，发现异常及时报告医生。

（5）注意观察术耳出血情况，必要时可加压包扎，保持敷料清洁。

（6）用药护理：遵医嘱应用抗生素、维生素类以及营养神经类药物。遵医嘱滴入抗生素滴耳液，药液温度以接近体温为宜，不宜太热或太凉，以免刺激迷路，引起眩晕、恶心、呕吐等不适。

（7）预防感冒，防止术后伤口感染，遵医嘱滴入抗生素滴耳液，保持咽鼓管通畅。

（8）术后 6～7 d 拆线，2 周内逐渐抽出耳内纱条，拆线后外耳道内应放置挤干的酒精棉球，保持耳内清洁并吸收耳内渗出。

三、健康教育

（1）保持鼻腔通畅，预防呼吸道感染。

（2）如做鼓膜修补术者禁止擤鼻、打喷嚏，必要时张口呼吸，以免影响鼓膜的成活。

（3）患耳防止碰撞，遵医嘱半年内禁止游泳，鼓膜及中耳、内耳手术患者半年内勿乘坐飞机。

（4）出院后，遵医嘱按时服药，门诊定期复查。

四、护理质量评价标准

（1）患者情绪稳定，配合各项检查、治疗。

（2）全身及术野皮肤清洁，符合手术要求。

（3）术前指导落实，患者掌握正确的滴药方法，耳道清洁。

（4）无护理并发症。

第三节　鼻部手术前后一般护理

手术包括鼻内镜手术、上颌窦根治术、额窦根治术、鼻侧切开术、上颌骨截除术等。

一、术前护理

（1）心理护理：向患者介绍手术名称及简单过程、麻醉方式、术前准备的目的及内容、术前用药的作用，并向患者讲解术后可能出现的不适，使患者有充分的心理准备，消除顾虑，促进患者术后的康复。

（2）鼻部准备：剪双侧鼻毛，男性患者剃胡须。鼻息肉或肿块过大，已长至鼻前庭者，不宜剪鼻毛。

（3）协助完善常规项目检查，如血、尿常规、血生化、心电图等常规检查；专科检查：鼻窦 CT（水平位+冠状位）。

（4）饮食护理：全麻手术术前禁食、水 6～8 h。

二、术后护理

（1）体位：局麻患者术后半卧位，利于鼻腔渗出物引流，同时减轻头部充血。全麻术后清醒后改为半卧位。

（2）呼吸道护理：患者因术后鼻腔阻塞，患者张口呼吸，口腔黏膜干燥，应注意保持口腔清洁。注意保暖，防止感冒。

（3）饮食指导：局麻患者术后 2 h、全麻患者术后清醒后 3 h 可进温凉流质或半流质饮食，少量多餐，保证营养，忌辛、辣、刺激性食物。

（4）观察患者鼻腔渗血情况，渗血过多时，可用冰袋冷敷前额，以减轻症状。

（5）尽量避免打喷嚏、用力擤鼻、用力咳嗽等。

（6）遵医嘱抗炎治疗，并观察用药后的效果。

（7）告知患者纱条将于术后 24～48 h 抽出，纱条取出后次日可进行鼻腔冲洗。

（8）向患者解释鼻腔冲洗的目的及操作方法，协助并指导患者进行鼻腔冲洗。

（9）因鼻腔不能通气，患者需张口呼吸，口唇易干裂，所以要做好口腔护理，保持口腔清洁、无异味，防止口腔感染，促进食欲。

（10）并发症观察与处理：①出血。观察患者鼻腔渗血情况，若出血量过多，应及时通知医生；必要时应用止血药。24 h 内可用冰袋冷敷前额，以减轻症状。嘱患者如后鼻孔有血流下，一定要及时吐出，勿咽下，防止血液进入胃内，刺激胃黏膜引起恶心、呕吐等症状；②鼻腔粘连。对于恢复期的患者，术后 4 d 进行鼻腔冲洗。讲解术后复查换药的重要性，及时清除鼻腔内痂皮，减少鼻腔粘连。

三、健康教育

（1）注意保暖，防止呼吸道感染。

（2）避免挤压、碰撞鼻部，改掉挖鼻、大力擤鼻等不良习惯。

（3）冬春季外出时应戴口罩，减少花粉、冷空气对鼻黏膜的刺激。

（4）指导患者按时正确做鼻腔冲洗，清理鼻腔内干痂，防止感染。

（5）2 个月内避免游泳。

（6）术后进行定期复查。

四、护理质量评价标准

（1）全身及术野皮肤清洁，符合手术要求。

（2）术前指导落实，掌握鼻腔冲洗的方法。

（3）无护理并发症。

第四节　鼻窦炎护理

一、急性鼻窦炎

急性鼻窦炎是鼻窦黏膜的急性炎症性疾病，症状持续时间在 12 周以内，多与鼻炎同时存在，也常称为急性鼻窦炎。治疗主要是去除病因，解除鼻腔鼻窦引流和通气障碍，控制感染，预防并发症，包括全身抗生素治疗、抗变态反应药物治疗，局部使用糖皮质激素、体位引流、鼻腔冲洗和物理治疗等。

（一）护理措施

（1）遵医嘱正确使用抗生素和滴鼻剂。

（2）高热者需卧床休息，多饮水，进清淡饮食。

（3）注意观察体温变化，可使用物理降温或口服解热镇痛药。

（4）做好患者体位引流物观察。

（5）根据需要协助患者进行鼻腔冲洗。

（二）健康教育

（1）指导患者正确进行滴鼻药、鼻腔冲洗、体位引流等。

（2）若出现高热不退、头痛加剧、眼球运动受限等症状，应及时就诊。

（3）加强锻炼、增强机体抵抗力，防止感冒。

（4）生活有规律，劳逸结合，忌烟、酒、辛辣刺激性食物。

（5）注意工作、生活环境的洁净，加强室内通风。

（6）积极治疗全身及局部病因，及时、彻底治疗该病，避免转化为慢性鼻窦炎。

二、慢性鼻窦炎

慢性鼻窦炎多因急性鼻窦炎反复发作未彻底治愈迁延所致，可单侧或单窦发病，但双侧或多窦发病极常见。治疗要点包括鼻腔局部使用减充血剂和糖皮质激素、鼻腔冲洗、手术治疗等。目前，功能性内镜鼻窦手术（FESS）已成为慢性鼻窦炎治疗的主要手术方式。

（一）护理措施

（1）遵医嘱正确使用抗生素和滴鼻剂。

（2）术后观察患者体温、脉搏变化，有无剧烈头痛、恶心、呕吐，有无视力障碍或眼球运动障碍等，警惕并发症的发生。

（3）进食前后协助患者漱口，以保持口腔清洁，防止感染。

（二）健康教育

（1）指导患者正确滴鼻、鼻腔冲洗、体位引流。

（2）出院后遵医嘱坚持用药、冲洗鼻腔，定期随访，1个月内避免重体力劳动。

（3）加强锻炼，增强机体抵抗力，防止感冒。

（4）生活有规律，劳逸结合，忌烟、酒、辛辣刺激性食物。注意工作、生活环境的洁净，加强室内通风。

（5）向患者讲解该病的危害性，积极治疗全身及局部病因。

（三）护理质量评价标准

（1）鼻塞、头痛感消失。

（2）未出现并发症。

（3）患者知晓慢性鼻窦炎的治疗与保健知识。

第五节　鼻外伤护理

一、鼻腔异物

鼻腔异物有内源性和外源性两大类。内源性异物，如死骨、凝血块、鼻石、痂皮等；外源性异物，如植物性、动物性和非生物性，以植物性异物多见，动物性异物较为罕见。

（一）护理措施

（1）配合医生取出鼻腔异物，并遵医嘱正确使用抗生素。

（2）观察鼻腔通气及鼻腔分泌物的颜色、性状等。

（3）观察异物是否移位，防止异物滑脱引起误吸。

（4）需手术者，配合医生做好术前准备及术后护理。

（二）健康教育

（1）通过治疗和护理计划的实施，患者未出现并发症。

（2）患者或家属知晓鼻腔异物的预防与保健知识。

二、鼻骨骨折

鼻骨位于梨状孔的上方，与周围诸骨连接，受暴力作用易发生鼻骨骨折。临床可见单纯鼻骨骨折，或合并颌面骨和颅底骨的骨折。

（一）护理措施

（1）配合医生进行鼻骨复位术，局部用麻醉药浸润，以减轻疼痛。

（2）遵医嘱正确使用抗生素。

（3）鼓励患者多饮水，注意口腔卫生。

（二）健康教育

（1）指导患者术后注意防护，勿触碰鼻部，以免引起复位失败。

（2）鼻腔填塞纱条抽取后，短期内避免用力擤鼻、打喷嚏，并注意保护鼻面部，以免影响手术效果。

（3）鼻腔通气不畅者，指导患者正确使用滴鼻剂。

（三）护理质量评价标准

（1）疼痛减轻或消失。

（2）创面愈合好，无感染发生。

（3）鼻腔通气改善，口腔黏膜湿润。

（4）患者知晓鼻骨复位术后的自我护理知识。

三、脑脊液鼻漏

脑脊液鼻漏为脑脊液经颅前窝底、颅中窝底或其他部位的先天性或外伤性骨质缺损、破裂或变薄处，流入鼻腔。

（一）护理措施

（1）遵医嘱正确使用抗生素和降颅压药物。

（2）取头高卧位，避免用力咳嗽和擤鼻，限制饮水量和食盐摄入量，保持大便通畅。

（3）需手术者，配合医生做好术前准备及术后护理。

（4）注意观察生命体征变化，观察有无嗜睡、颅内压增高的表现，发现异常及时通知医生。

（二）护理质量评价标准

（1）未出现并发症。

（2）患者知晓脑脊液鼻漏的自我护理知识。

第六节　咽部手术前后一般护理

手术包括腺样体刮除术、鼻咽纤维血管瘤摘除术、扁桃体切除术、各种治疗鼾症的手术治疗等。

一、术前护理

（1）心理护理：向患者介绍手术的目的和意义，说明术中可能出现的情况，使患者有充分的思想准备。

（2）术前做好口腔护理，可用1∶5000氯己定漱口液漱口，防止口腔感染，影响术后愈合。

（3）术前禁食6 h。

（4）咽喉部或口腔有炎症者，应先控制炎症再行手术。

（5）做好术前各项检查指导。

二、术后护理

（1）术后严密监测患者生命体征至清醒。

（2）患者清醒前采用侧俯卧位，以利口中分泌物流出，防止渗血咽下，清醒后予半卧位。

（3）观察切口渗血情况，嘱患者将口中分泌物吐出，以便观察。

（4）观察呼吸情况，有无剧烈咳嗽或呼吸困难。嘱患者及时将咽喉部分泌物吐出，保持呼吸道通畅。

（5）局麻或表面麻醉手术患者，术后2h可进冷流质或半流质饮食，防止食物温度过高引起局部充血。全麻患者清醒后3h根据医嘱开始进冷流质。

（6）疼痛护理。评估患者术后疼痛程度，讲解疼痛原因和持续时间。

（7）做好口腔护理，根据医嘱使用抗生素，预防感染。

（8）禁烟、酒，忌辛、辣刺激性食物。

第七节　咽炎护理

一、急性咽炎

急性咽炎是咽黏膜、黏膜下组织及其淋巴组织的急性炎症。可单独发生，也可继发于急性鼻炎或急性扁桃体炎。

（一）护理措施

（1）感染较重、全身症状较明显者，应卧床休息，多饮水，进清淡流质或半流质饮食，并注意补充维生素。

（2）保持口腔清洁，遵医嘱给予含漱剂漱口、超声雾化吸入以及口含片含服，以利局部清洁消炎。

（3）遵医嘱给予抗病毒药、抗生素、解热镇痛类药物等，观察药物疗效及可能出现的副作用。

（4）观察患者体温变化以及局部疼痛、红肿情况，注意有无关节疼痛、浮肿、蛋白尿等症状出现。

（5）观察患者呼吸状况，必要时吸氧。

（二）健康教育

（1）指导患者正确的含漱方法，即含漱时头后仰、张口发"啊"音，使含漱剂能清洁咽后壁，但注意不要将药液吞入。

（2）告知患者抗生素疗程要足够，不宜过早停药，以免发生并发症。

（3）鼓励患者积极锻炼身体，增强体质。

（4）保持空气新鲜与流通，适时开窗，呼吸新鲜空气。

（5）嘱患者发病期间注意适当隔离、戴口罩、勤洗手，防止传播他人。

（三）护理质量评价标准

（1）咽痛及吞咽障碍减轻或消除。

（2）体温正常。

（3）无扁桃体周围脓肿、窒息等并发症发生。

（4）了解预防疾病传播及自我保健知识。

二、慢性咽炎

慢性咽炎为咽部黏膜、黏膜下及淋巴组织的慢性炎症，常为上呼吸道慢性炎症的一部分，多见于成年人。病程长，症状顽固，较难治愈。

（一）护理措施

（1）心理护理：耐心向患者介绍疾病的发生、发展以及转归过程，使其树立信心，坚持治疗，减轻烦躁、焦虑心理，促进健康。

（2）嘱患者进清淡、富含营养饮食，多饮水，注意休息。

（3）坚持局部用药。

（二）健康教育

（1）积极治疗全身及邻近组织的慢性疾病，戒烟、酒，少食辛、辣、油煎等刺激性食物。

（2）改善生活和工作环境，保持室内空气清新，避免接触有害气体。

（3）坚持户外活动，以增强体质，提高抗病能力，防止急性咽炎反复发作。

（三）护理质量评价标准

（1）患者焦虑减轻或消失。

（2）咽部炎症减轻，不适感消除或减轻。

（3）了解慢性咽炎防治的相关知识。

第八节　急性扁桃体炎护理

急性扁桃体炎为腭扁桃体的急性非特异炎症，可伴有不同程度的咽黏膜和淋巴组织的急性炎症，是一种常见的咽部感染性疾病，多继发于上呼吸道感染。一般在季节交替、气温变化时容易发病，儿童及青少年多见。

一、护理措施

（1）卧床休息，保持室内空气流通、温湿度适宜。

（2）嘱患者尽量少说话，进食前后漱口，指导其选用口含片含服，以消炎止痛，建议患者采取听音乐等方式尽量分散注意力以缓解疼痛。

（3）遵医嘱全身使用抗生素，多饮水，加强营养并保持大便通畅。

（4）观察患者体温变化、局部红肿及疼痛程度。

（5）观察患者有无一侧咽痛加剧、语言含糊、张口受限、一侧软腭及腭舌弓红肿膨隆等扁桃体周围脓肿表现，发现异常及时联系医生给予处理。

二、健康教育

（1）该病可通过飞沫或直接接触传染，发病期患者应适当隔离。

（2）养成良好生活习惯，睡眠充足，劳逸结合。根据气候变化及时增减衣物，防止受凉及劳累过度。注意口腔卫生，经常漱口。

（3）饮食宜清淡、富含营养；戒烟、酒；少食辛、辣刺激性食物。

（4）加强身体锻炼，提高机体抵抗力。

（5）对频繁发作，即每年有 5 次或以上的急性发作或连续 3 年平均每年有 3 次或以上发作的急性扁桃体炎或并发症，建议在急性炎症消退后 2～3 周行扁桃体摘除术。

三、护理质量评价标准

（1）咽痛减轻或消失。

（2）体温恢复正常。

（3）炎症消退，未发生败血症、急性肾炎等并发症。

（4）了解急性扁桃体炎防治的相关知识。

第五章　手术室基础护理技术

第一节　手术常用无菌操作技术

一、手术室无菌技术操作原则

（一）目的

手术中的无菌操作是预防患者手术部位感染、保证患者安全的关键，也是手术成功的重要因素。所有手术相关人员必须充分认识其重要性，严格执行无菌技术操作原则，并且贯穿于手术的全过程。

（二）原则

1.凡参加手术人员要自觉严格遵守无菌技术操作。

2.手术医生、护士穿手术衣、戴手套后，双手不得低于腰高于肩。

3.无菌桌单应铺4～6层，无菌器械桌单应下垂30cm以上，手术器械不能超出器械桌边缘以外。

4.手术人员更换位置时，应退后一步离开手术台，两人背靠背交换，不得污染手臂及无菌区域。

5.器械、物品应从手术人员的胸前传递，避免于身后或横向传递。

6.术中手术衣、手套被污染、破裂或疑似污染，均应及时更换。

7.手术开始后，各手术间无菌台上所有物品不得互相交换使用。

8.已打开但未使用的无菌器械包，超过4h，应重新灭菌。

9.未经灭菌、灭菌日期不清的物品和测试灭菌效果试纸未达到要求的物品，严禁使用。

10.术中尽量减少开关门的次数和人员的走动，限制参观人数。

11.加强无菌技术监督，坚持原则，发现违反无菌技术者，应立即制止并纠正。

二、手术室外科刷手的目的、方法及注意事项

（一）目的

1.去除手及手臂皮肤上的细菌。

2.预防患者手术部位感染。

（二）操作步骤

1.调节水温。

2.自来水冲洗手、前臂、上臂。

3.取灭菌手刷。

4.取刷手液：用肘关节按压刷手液瓶盖取刷手液 5mL 于手刷毛面。

5.刷手：指尖→指缝→手掌→手背→腕部（环形）→前臂→肘（环形）及肘上 10cm，左右交替（先左先右都可）。

6.刷子置于污物桶内。

7.冲手：指尖向上，肘部处于最低位，由指尖至肘部，由上臂至肘部。

8.取擦手毛巾：抓取毛巾中心位置，勿触及其他毛巾。顺序：手掌→手背→腕部→前臂→肘部→肘上。

9.毛巾放至回收筐内。

10.涂抹消毒液：

（1）手和前臂：用额头或下巴按压消毒液瓶盖，左手接适量消毒液，消毒右手指尖，右手掌将消毒液均匀涂抹于左前臂，不超过刷手范围。

（2）左手接少量消毒液，按"六步洗手法"均匀涂抹于双手。

（三）注意事项

1.刷洗原则：先指后掌，先掌面后背面。

2.冲洗原则：在整个过程中双手应保持位于胸前并高于肘部，保持手尖朝上，使水由指尖流向肘部，避免倒流。

3.手刷一定要灭菌。

4.刷手时应控制水流，以防水溅到洗手衣上，若有潮湿，及时更换。

5.保持指甲及甲床的清洁，不留长指甲。

6.外科手消毒剂开启后应标明日期、时间，易挥发的醇类产品开瓶后的使用期不得超过 30d，不易挥发的产品开启后使用期不得超过 60d。

三、穿无菌手术衣的目的、方法及注意事项

（一）目的

1.防止手术人员身体及服装所带微生物感染患者。

2.建立无菌屏障。

（二）操作步骤

1.从器械台上拿取折叠好的无菌手术衣，面向无菌台站立，手提衣领，将其抖开。

2.两手提住衣领两角，衣袖向前，将衣展开，内侧面面对自己。

3.将手术衣向上轻轻抛起，双手顺势插入袖中，两臂前伸，不可高举过肩，也不可向左右伸开，以免污染。

4.巡回护士在穿衣者背后协助其提拉衣内侧，并系住衣领后带和腰内带。器械护士戴好无菌手套后松开腰前带，一端递给巡回护士所持的无菌持物钳，原地旋转，将左右两端系于腰部。

5.连台手术更换手术衣：由巡回护士协助，先脱去手术衣，再脱手套。涂抹消毒液后，穿手术衣。

（三）注意事项

1.穿手术衣时，应面向无菌台。

2.手术衣大小长短合适，要求无污染、潮湿、破损。

3.拿取手术衣时，只能触及手术衣的内面。

4.穿戴好手术衣、手套后，双手置于胸前，不可将双手置于腋下或上举过肩，下垂过腰。不得离开手术间，不触及非无菌物品。

5.手术衣如有血液或体液污染应及时更换。

6.无菌手术衣的无菌区范围为肩以下、腰下及两侧腋前线之间。

四、戴无菌手套的目的、方法及注意事项

（一）目的

防止手术过程中皮肤深部的常居菌随汗液带到手的表面。

（二）操作步骤

1.戴手套法（建议采手无接触戴手套法）

（1）掀开手套袋，捏住手套口的翻折部（手套的内面），取出手套，分清左右侧。

（2）显露右侧手套口，将右手插入手套内，戴好手套。注意未戴手套的手不可触及手套的外面（无菌面）。

（3）用已戴上手套的右手插入左手手套口翻折部的内面（手套的外面），帮助左手插入手套并戴好。

（4）分别将左右手套的翻折部翻回，盖住手术衣的袖口。翻盖时注意已戴手套的手只能接触手套的外面（无菌面）。

（5）用无菌盐水冲去手套外面的滑石粉。

2.脱手套法

（1）用戴手套的手抓取另一手套腕部外面，翻转脱下。

（2）已脱手套的手指插入另一手套内，将其翻转脱下。注意保护清洁的手不被手套外面污染。

（三）注意事项

1.严格区分无菌面和非无菌面，未戴手套的手不可触及手套外面，已戴手套的手不

可触及手套内面或未戴手套的手。

2.发现手套破裂或疑似破裂时应立即更换。

3.脱手套时，须将手套口翻转脱下，不可用力强拉手套边缘或手指部分。

4.洁净手术室须使用无粉手套。

5.感染、骨科等手术时手术人员应戴双层手套（穿孔指示系统），有条件内层为彩色手套。

五、铺无菌器械台的目的、方法及注意事项

（一）目的

1.建立无菌屏障，防止无菌手术器械及敷料再污染。

2.加强手术器械管理，防止手术器械、敷料遗漏、遗失。

（二）操作步骤

1.器械护士将器械车放于手术间合适位置（距墙最少30cm以上），无菌器械包置于器械车中央。

2.检查无菌包名称、灭菌日期和标识、包布（或外包装）是否完整、干燥。

3.先打开无菌包包布一角，再打开左右两角，最后打开近身侧一角。

4.外出刷手，涂抹消毒液。

5.用消毒的手直接打开内层包布，检查包内灭菌化学指示物。

6.器械护士再次涂抹消毒液，穿无菌手术衣，戴无菌手套。

7.巡回护士依次将手术所需用物放到无菌台上；倒无菌液体于无菌容器中，检查液体名称、浓度、有效期、瓶口有无松动、液体有无浑浊、沉淀、变质（不可溅湿台面）。

8.器械护士整理敷料及器械，按手术使用顺序排列整齐，分类清晰，关节合拢，不超过台缘。

（三）注意事项

1.无菌操作时环境清洁，操作区域相对宽敞。

2.打开无菌包时，手与未消毒的物品不能触及包的内面，未经消毒的手臂不可跨越无菌区。

3.无菌器械台的铺巾保证4～6层，四周无菌单垂于台缘下30cm以上，并保证无菌单下缘在回风口以上。

4.手术器械台缘平面以下应视为有菌区，物品不可超过台缘。移动无菌器械车时，器械护士不可手握边栏，巡回护士不可触及下垂的手术布单。凡垂落台缘平面以下的物品，必须重新更换。

5.术中接触胃肠道的器械、用物不能直接放回器械台面，应放于台面上固定的弯盘等容器内，避免污染其他无菌物品。

6.器械护士应及时清理无菌台上的器械及用物，以保持无菌器械台清洁、整齐、有序，保证及时供应手术人员所需的器械及物品。

7.各类物品放有定数，递出、收回均应做到心中有数。关闭体腔、缝合伤口前，必须清点器械、敷料、缝针，并做记录签名。

8.移动无菌手术台时，洗手护士不能接触台缘平面以下区域。巡回护士不可触及下垂的手术布单。

9.无菌包的规格、尺寸应遵循《医疗机构消毒技术规范》（WS/T67—2012）的规定。

六、器械传递法

（一）目的

提供给手术医师所有手术器械，正确持握和传递器械，适用手术操作。

（二）评估

1.人员站位、距离是否合理。

2.器械是否完好。

3.其他辅助用物是否齐全。

（三）用物

需传递的器械、物品、生理盐水。

（四）操作步骤

1.摆放器械和物品于器械台合适的位置。

2.护士持握器械和物品。

3.根据医师要求将所需器械和物品递于医师手中。

（五）注意事项

1.传递器械前后应检查器械的完整性，防止缺失部分遗留在手术部位。

2.传递器械应做到稳、准、轻、快，用力适度，以达到提醒术者的注意力为度。

3.传递方式应正确，术者接过后无须调整即可使用。

4.传递拉钩前应用盐水浸湿。

5.安装、拆卸刀片时，应注意避开人员，尖端向下，对向无菌器械台面。传递锐利器械时，建议采用无接触式传递，预防职业暴露。

6.传递带线器械时，应将缝线与器械分开，以免术者接器械时抓住缝线，影响操作。

7.向对侧或跨越式传递器械时应从术者臂下方传递，避免影响术者操作，禁止从术者背后传递。

8.传递敷料时，应检查其完整性，不夹带碎屑、杂物等。需要时先浸湿，然后及时展开，成角传递。

9.传递器械时快递、快收，及时整理收回切口周围的器械，擦净血迹分类放置。

10.污染的器械应放入指定容器，不宜再用。

第二节　麻醉的护理配合

一、麻醉的护理配合之概念

麻醉指在安全条件下，使手术患者的整个机体或机体的某部分痛觉暂时消失，并为手术操作创造良好的条件。随着医学科学的不断发展，麻醉已远远超出单纯解决手术无痛的范围。现代麻醉学包括临床麻醉、疼痛治疗、急救复苏、重症监测和科学研究等，临床麻醉的目的除手术期间消除患者疼痛，保障患者安全，创造良好的手术条件，还应对患者的各种生理功能进行监测、调节和控制，减少麻醉的并发症，促进患者术后迅速恢复。手术室护士在麻醉的过程中担负着大量的护理、配合工作，这不仅要求掌握各种护理技术、麻醉的护理配合，也应了解和熟悉麻醉的基础知识及各种现代化监护技术，对麻醉有一个较全面、系统的认识。麻醉与护理之间的配合主要体现在对麻醉患者的管理上，包括麻醉前、麻醉中、麻醉后 3 个方面。

（一）麻醉前

（1）核对患者姓名、血型，将实施的手术名称、异常化验等，通过护理患者，应初步判断患者的一般情况，术前用药情况，假牙是否去除，以及禁食情况。术前的短暂交谈可以消除患者的紧张情绪，避免不必要的交感兴奋，是一项名副其实的心理护理，对医患双方都十分有利。

（2）检查患者手术野皮肤的情况，核对从病房带入手术室的液体、药物等。若发现术前未备皮，或手术野皮肤有脓、疖、痈、压疮等感染情况，应立即通知手术医生或麻醉科医生，重新讨论麻醉和手术方式，避免浪费。另外，从病房带入的补液可能含有抗生素、钾离子等会对患者产生过敏、心肌抑制、循环抑制的重要药物，应予以停药，并告知麻醉科医生或手术医生，杜绝重大事故的发生。

（3）核对手术体位，结合患者的实际情况，设计好电刀负极板的位置，向麻醉科医生建议建立不受体位限制的静脉通路。这样手术室护士在手术和麻醉科医生之间起到了桥梁作用，使二者的操作在开始之前就做到了密切配合，保证了以后的工作能有条不紊地顺利进行。

（二）麻醉中

麻醉中护士与麻醉科医生的配合因麻醉方式、麻醉阶段的不同而有所区别。主要分为麻醉诱导期、麻醉维持期和麻醉苏醒期 3 个部分。

（三）麻醉后

麻醉清醒后或区域麻醉结束以后，麻醉科医生和护士的主要任务是检查手术结束工作是否完善，并把患者安全送抵苏醒室或病房。把患者送出手术室之前，护士应对患者全身做"一分钟检查"，即观察患者全身上下有无血渍、污渍，手术切口敷贴是否已被出血浸湿，已拔除的静脉、动脉穿刺点有无渗血，有无完好整洁的敷贴，胃管、导尿管、深静脉导管是否通畅，胸腔引流瓶负压是否存在、密闭，手术野引流瓶有无快速、新鲜出血，患者是否全身冰冷、哆嗦、寒战，患者物品（包括病历、摄片、标本、药品、输血袋等）是否齐全，若一应具备，患者便可送离手术间。

在护送患者回病房或苏醒室的途中，所有的护送人员都应严密观察患者，时刻准备投入抢救工作。严密观察患者，除观察心电监护仪，还要观察患者的神志、口唇颜色和呼吸起伏，争取早一步发现监护仪异常情况。一旦患者发生延迟的呼吸抑制，手术室护士应配合麻醉医生进行人工心肺复苏（CPR），并召集所有就近人员投入抢救，做到快速抢救的同时，急速转运患者至有呼吸机的场所，以利进一步的抢救。

二、全身麻醉的护理配合及注意事项

全麻是常用的麻醉方式之一，尤其在时代与技术飞速发展的今天，以及患者理念的不断更新，全麻越来越多地被应用于各类手术。

（一）基本概念

要做好全麻的护理配合，首先要对全麻的概念、目的和实施方法有一个大体的了解，熟悉每一个步骤的特点，才能做到灵活、恰当地将护理工作运用到全麻过程中。

1.定义

全身麻醉，简称全麻，即通过药物的作用，使患者在完全无知晓的情况下接受手术的一种麻醉方式。它包括三大要素，即意识丧失、无痛和肌肉松弛，这三大要素的完成是由全麻药（包括静脉全麻和吸入全麻药）、阿片类镇痛药（常用的有芬太尼、舒芬太尼等）以及肌松药（常用的有去极化肌松药，如琥珀胆碱；非去极化肌松药，如维库溴铵、阿曲库铵等）综合作用的结果。

2.分期

（1）麻醉的诱导期：即三类药物的初步运用期和气管插管的完成，也包括通气道、喉罩等其他插管通气装置的置入。

（2）麻醉的维持期：各种麻醉药物的血药浓度趋于平稳，麻醉的重点在于各种支持治疗，如补血、补液、抗心律失常、抑制不良反射、维持良好的通气状态和处理各种突发事件等。

（3）麻醉清醒期：尽可能快地排除各种麻醉药物，使患者意识、呼吸恢复，直至拔除气管插管，患者自主呼吸平稳，能准确回答医护人员的提问。由此可见，全麻工作最危险的阶段在麻醉的诱导期和清醒期，也是需要护理配合的关键时期。

3.准备工作

每次在麻醉进行之前，手术室的护士对手术室环境和室内仪器的检查准备工作也是保障手术和麻醉安全十分重要的一环。此项工作包括：

（1）设定合理的手术室温度和相对湿度：手术室温度应保持在22～25℃（在这个温度，无论患者的年龄、性别、手术类型和采取的麻醉方式，都有利于患者体温维持正常）。相对湿度保持在50%～60%，低于50%应纠正，以免影响手术患者的散热和静电蓄积。

（2）在有噪声检测的条件下，将噪声高限设置在90分贝。高于90分贝的各种环境容易使工作人员思想分散，工作差错率大大提高。

（3）检查各种医疗仪器的放置情况，做到每个手术台有单独集中的电源插座板；麻醉机、呼吸机、除颤仪也有单独的插座板；其他监护仪可共用一个集中的插座板。避免仪器、电缆、导线扭曲、打结或被重物挤压，发生漏电事故。

（4）逐一检查仪器的良好绝缘和可靠接地情况，尤其对那些可能同时使用的仪器，如有创血压计、除颤仪和电刀等。

（二）全麻的护理配合

1.全麻诱导期的护理配合

（1）患者制动：全麻诱导以后，患者将在30～60s内快速意识丧失，继而出现全身肌肉松弛，彻底失去防御能力，可能迅速发生身体某一部位的坠落。因此，手术室护士应在全麻诱导之前完成对患者四肢的固定，做到完全制动。

（2）协助插管：为提供良好的气管插管条件，手术室护士可根据要求调节手术床的高度及角度。在困难插管的情况下，手术室护士要积极充当插管者的第三只手，做好纤维支气管镜、特殊插管仪器的传递、吸引的准备等工作。

（3）摆放体位：插管完成之后，按照手术的要求和患者目前的体位、监护仪摆放位置、电极板位置等情况，护士应快速设计出合理易行的翻身方案，指挥室内所有人员协调地将患者放置到安全合理体位。要做到对患者体位的改变距离最小，各类医疗仪器的移位最少以及拆除重放的监护电极最少。最后，还要在患者身体易受压的部位放置软垫，如额、眼、颊、肘、手臂、胸部、腰腹部、膝盖、踝部、足跟等处。

（4）协助抢救：在诱导插管期发生心血管意外或其他意外情况的概率相对较高。在发生上述情况时，手术室护士应立即参与抢救工作，如准备抢救药物，建立更多的静脉通路、准备除颤仪、寻求其他医务人员的帮助等。

2.全麻维持期的护理配合

全麻维持期是患者耐受各种药物的相对稳定期，故麻醉本身突发的变化不多，多数意外情况是由手术操作引起的。这段时间护理工作重点是对患者生命体征的严密观察，及时发现意外情况，并迅速寻找原因。洗手护士的工作贯穿于整个手术进程，故较麻醉医师更易发现由手术操作所引起的危险情况，如脏器、神经牵拉损伤，大血管破损，手术野不明原因渗血，胸膜腔漏气等，能提供非常可靠的病因信息。另外，及时计算出血量、尿量、冲洗量也对麻醉医生的液体调控有很大的帮助。

三、局部麻醉的护理配合及注意事项

局部麻醉在小手术中的运用频率较高，如浅表部位的清创、淋巴结活检、扁桃体摘除术、腭咽成形术等，甚至脑外科的钻孔引流术。通常这些手术过程中的麻醉由手术医生操作。所以，护士更应加强对局麻方式及局麻药的了解，以便更好地、安全地配合医生。

（一）局麻的基本概念

1.定义

局部麻醉是指患者神志清醒，身体某一部分的感觉神经传导功能暂时被阻滞，运动神经保持完好或同时有程度不等的被阻滞状态，这种阻滞完全可逆，不产生组织损害。

2.分类

常用的局部麻醉有表面麻醉、局部浸润麻醉、区域阻滞、神经传导阻滞四 4 类，后者又可分为神经干阻滞、硬膜外阻滞及椎管内麻醉。

（二）局麻药的分类及其副作用

局麻药的结构与其是否容易导致过敏反应密切相关。了解局麻药的类别，可提醒手术室护士密切注视局麻药皮试的结果，注意观察患者有无出现皮疹、惊厥及意识丧失等情况。

1.分类

局麻药可分为酯类局麻药：普鲁卡因、丁卡因等；酰胺类局麻药：利多卡因、甲哌卡因、丙胺卡因及丁哌卡因等。

2.副作用

酯类药因稳定性较差，可引起过敏反应。布比卡因有较强的心脏毒性，入血后会发生严重的心律失常。有几种局麻药，对感觉神经和运动神经的阻滞有差别性，例如：丁哌卡因和罗哌卡因，对感觉神经可满意地阻滞，而对运动神经阻滞不深，故广泛应用于分娩镇痛和各种产科手术，也可用于手术后镇痛。另外，局麻药中常加入肾上腺素，可使局部血管收缩，延缓局麻药吸收，起效时间增快，阻滞效能加强，延长作用时间，减轻毒性反应，还可以清除普鲁卡因和利多卡因扩血管作用，减少创面渗血。一般加用肾上腺素的浓度为 1∶200000，但高血压、肢端坏死的患者禁用。局麻药内加用肾上腺素，有时可引起患者面色苍白、烦躁不安、心悸、气短、恶心、呕吐、心动过速和血压升高等症状，应与过敏反应鉴别诊断。

（三）表面麻醉、局部浸润麻醉的护理配合

表面麻醉和局部浸润麻醉的实施，一般由手术医生自行操作完成，没有麻醉医生的参与，特别多见于眼科、耳鼻咽喉科、口腔科和神经外科。在这种情况下，手术室护士担当着麻醉药的配制、供给和患者生命体征的监护使命。

1.局麻药的配制与供给

（1）表面麻醉局麻药：可卡因（4%）、利多卡因（2%～4%）、丁卡因（0.5%～1%），使用剂型有溶液、软膏、栓剂、凝胶等。可用于耳、鼻、喉、支气管、直肠、黏膜、口咽、眼、皮肤等部位。

（2）浸润麻醉局麻药：短时效：0.5%～1.0%普鲁卡因，最大剂量 800mg，含肾上腺素最大剂量 1000mg；中时效：0.5%～1.0%利多卡因，最大剂量 300mg，含肾上腺素最大剂量 500mg；长时效：0.25%～0.5%丁哌卡因，最大剂量 175mg，含肾上腺素最大剂量 225mg。

注：

短时效作用时间：30～60s。

中时效作用时间：120～360s。

长时效作用时间：180～420s。

手术室护士应注意含肾上腺素局麻药的肾上腺素浓度为 1∶200000，高血压患者配成 1∶450000 溶液，一次用量≤0.25mg。末梢动脉部位，如手指、足趾、阴茎阻滞，局麻药内禁止加入肾上腺素，以防组织坏死。

2.患者生命体征的监护

患者入室后，与患者进行交流（如核查年龄、性别、禁食情况等），尽量消除对手术室的恐惧感。向患者做自我介绍，指导患者及时告知自己手术过程中出现剧痛、胸闷、恶心等情况，以及依靠缓慢深呼吸来稳定情绪，增加氧合等。值得指出的是，这种心理护理将贯穿整个手术的始终而尽量避免各类镇静、催眠药物的使用，以免发生呼吸抑制和患者主诉不清。

四、椎管内麻醉的护理配合及注意事项

椎管内麻醉也是常用的麻醉方式之一，多用于剖宫产、膀胱部分切除术、TUVP、TURBT 等多类手术。在此过程中，患者多处于清醒状态，可与医护人员做一定的语言交流，故更应做好护理与配合，使患者保持平稳的心理状态，以有利于手术的顺利开展。

（一）基本概念

椎管内腔之中的各个间隙从外向内有硬膜外间隙、硬膜下间隙、蛛网膜下腔和血管间隙。所谓的硬膜外阻滞和蛛网膜下腔阻滞是局麻药被注入这两个不同的间隙而产生的麻醉效果。由于蛛网膜下腔阻滞即腰麻，局麻药直接作用于脊神经根及脊髓，故腰麻产生的效果快而完全，局麻药的浓度和用量较低，而且由于脑脊液的流动性和脑脊液与椎管内麻醉药比重差别，使得患者体位的轻微改变即能引起麻醉平面的移动，因此患者的体位在椎管内麻醉中比硬膜外阻滞中显得更为重要。

（二）常用药物

1.蛛网膜下腔阻滞的常用药

0.5%丁哌卡因 8～15mg，10%GS 配成重比重液。麻醉效果几乎在注药后 1min 内产生，20min 左右麻醉平面固定，维持 2～2.5h。

2.硬膜外阻滞

1%的普鲁卡因或 2%～3%的氯普鲁卡因（可普诺），一般注入试验剂量 3～5 mL

后 5min 左右出现麻醉平面，首次用量 10～15mL 后平面固定，麻醉时间根据手术时间而定，一般 40～45s 后可加首次量的 1/2～1/3。

（三）椎管内麻醉的护理配合

主要体现在帮助麻醉医师摆放患者体位、调节麻醉平面以及并发症的发现和及时处理。

1.体位的放置

蛛网膜下腔阻滞麻醉主要是在侧卧位下进行穿刺（椎管内麻醉时，患者应向手术野侧行侧卧位）。放置体位时，手术室护士应配合麻醉医师指导患者先侧身侧卧，后屈膝，双手抱膝，并低头看至脐孔处，尽力弓背，呈"虾米"状。安慰患者放松腰背部肌肉，以利进针。体位是椎管内穿刺成功的关键，所以在整个穿刺过程中，手术室护士应帮助患者保持体位，分散其注意力，以利穿刺的顺利进行，同时，要严防患者坠床。

2.手术床的调节

（1）手术床的调节对于蛛网膜下腔阻滞麻醉的麻醉平面调控至关重要。手术室护士应及时配合麻醉师在平面上升过快过高时，将手术床摇至头高脚低位；而在平面过低时，摇至头低脚高位；左侧麻醉不全时，摇至床左偏；反之，右偏。另外，在小儿椎管内麻醉时，由于小儿平面上升皆又快又高，可在穿刺时，即将手术床摇至轻度头高位。

（2）在硬膜外麻醉时，手术床的位置对麻醉平面的调节影响不大。但下列的情况需非常重视。在产科麻醉中，由于产妇右旋的子宫压迫腹后壁的大血管，会导致约 50%的临产期产妇出现仰卧位低血压综合征。故有的产妇入手术室后即出现心动过速，脸色苍白，血压降低的情况。此时，有经验的手术室护士只需将手术床摇至左倾 20°～30°，即可缓解此症状。

3.并发症的发现和及时处理

（1）蛛网膜下腔阻滞麻醉在穿刺后最易最多发生的并发症为高平面阻滞。患者会出现严重低血压，心动过缓，甚至呼吸抑制。此时，手术室护士应配合麻醉师行辅助呼吸或控制呼吸，快速补液以及准备升压药等。

（2）硬膜外麻醉在手术室内发生最多最严重的并发症为局麻药入血和全椎管内麻醉。这两种并发症若不及时处理后果皆非常严重。在硬膜外注药后若发生患者抽搐，呼吸幅度下降，神志不清，血压速降，应警惕上述并发症的发生。此时，手术室护士应及时提醒麻醉医师，帮助其快速进行气管插管，并准备抢救药物，同时请求其他专业人员的帮助。

第三节　手术患者的抢救配合技术

一、外科休克的抢救

（一）定义

休克是由于组织有效循环血量灌注不足引起的代谢障碍和细胞受损。休克可分为低血容量性休克、感染性休克、心源性休克和神经性休克，外科休克主要是前两种。出血性休克和创伤性休克都属于低血容量性休克。前者可由食管静脉曲张破裂、溃疡病出血、肝脾破裂、宫外孕等引起，后者如骨折、挤压伤、大手术等血液流失体外或血浆、血液渗到组织间隙而导致循环血量急剧下降所致。感染性病理生理与低血容量性休克基本相同，但由于感染和细菌毒素作用，微循环变化的不同阶段常同时存在，不像低血容量性休克那样典型，并且细胞损害出现也较早，有时很快进入 DIC 阶段。

（二）临床表现

早期精神紧张或烦躁，面色苍白，手足湿冷，心跳加快，血压稍高，晚期血压下降，收缩压<10.7kPa（80mmHg），脉压<2.67kPa（20mmHg），心率增快，脉搏细速，皮肤湿冷，全身无力，尿量减少，反应迟钝，神志模糊，昏迷。

（三）急救措施

（1）患者仰卧，搬运宜轻。双下肢抬高 20°～30°，以增加回心血量和减轻呼吸负担。

（2）保持呼吸道通畅，昏迷患者及时清除呼吸道血块、异物和分泌物。吸氧 4L/min。

（3）迅速建立 1～2 条静脉通道，尽快补充液体。妥善固定，防止输液管脱落。若穿刺困难，应立即协助医生静脉切开或深静脉插管。输液应先快后慢，避免过快、过多引起心力衰竭和肺水肿等并发症。

（4）迅速、准确执行医嘱，按医嘱用药，对于口头医嘱应重复两遍确认无误后方可用药，用药前将空安瓿或药瓶与医生再次查对 1 次。

（5）严格三查七对制度，落实无菌技术操作规程。

（6）注意保暖，保持室温在 22～25℃，以降低患者的新陈代谢率。

（7）迅速准备必要的急救器材，如吸引器、除颤仪、静脉切开包、导尿包、腹腔穿刺包，发现故障，应迅速协助排除。

（8）手术过程中应掌握好输液速度，补液太慢、太少，不易纠正休克。

（9）固定患者，上好约束带，防止坠床。

（10）及时抽取血液标本送各种化验检查。

（11）认真、详细做好各种抢救记录。

（四）监护要点

监测生命体征、尿量、引流量、输入液量等。

二、呼吸、心搏骤停的抢救

（一）定义

心搏骤停是由于各种原因致心跳突然停止正常收缩和供血功能，使全身血液循环中断，导致各组织器官严重缺氧和代谢障碍。

（二）常见原因

心搏骤停有原发性和继发性两种。常见原因：冠心病、心肌梗死、风湿性心脏病、心肌病、脑出血、严重外伤、严重中毒、严重水电解质和酸碱平衡失调、麻醉/手术意外、低温、休克、自缢、触雷电以及先天性心脏病等。

（三）临床表现

意识消失；大动脉无搏动（颈、股动脉）；无自主呼吸；心搏停止、心音消失；瞳孔散大、对光反射消失；切口不出血、术野血色暗红；心、脑电图呈一直线。

（四）急救措施

1.一般措施

（1）保持呼吸道通畅，迅速建立人工呼吸。

（2）迅速建立静脉输液通道。若穿刺困难，立即协助医生做中心静脉置管或静脉切开，需要动脉输血者，立即准备动脉输血器材。

（3）及时连接好心电监护仪。

（4）严格医嘱用药，口头医嘱必须复述一次方可执行。加药用的注射器，用标签纸注明种类，以防配伍禁忌；液体包装袋，应在其表面注明内含药名、剂量，以便控制输液速度；药袋、安瓿等，需保留至抢救停止，以便查对和统计。

（5）备齐急救药品和器材。常用药品：肾上腺素、阿托品、多巴胺、甲泼尼龙、氢化可的松琥珀酸钠、2%利多卡因、5%氯化钙、10%氯化钾、异丙肾上腺素、呋塞米、5%碳酸氢钠，以及血管升压素［硝酸甘油、硝普钠、毛花苷C（西地兰）］等；常用器材：气管切开包、静脉切开包、中心静脉导管、开胸包，备好灭菌的除颤器极板。

（6）接通电源、保证良好照明，连接吸引器，协助安装呼吸机、除颤器等。

（7）严格执行三查七对制度和无菌技术操作规程。随时配合手术医生、麻醉医生工作。

（8）固定患者，上好约束带，防止坠床。

（9）密切观察体温、脉搏、血压变化及出血量、输入量、尿量，并详细记录。

（10）具有爱伤观念，一切操作应轻、稳，防止粗暴，避免在抢救中并发其他损伤。

（11）及时、准确留取各种标本。

注意为患者保暖及戴冰帽或头部敷冰。

2.心肺复苏

（1）胸外心脏按压：①患者仰卧于硬板床上或地面，头后仰20°；②保持呼吸道通畅；③术者左手掌根置于胸骨中下段1/3处，右手压于左手背上，借操作者的体重向脊柱方向带有冲击性按压，100次/min。若为小儿，只用一掌根按压即可，新生儿可用2～3指的压力按压（不可用力过猛、过大，避免肋骨骨折），100次/min。挤压与放松之间百分比各占50%；④胸外心脏按压的同时，给予人工呼吸，比例为30:2。在进行人工呼吸时应暂停按压。

（2）控制呼吸：将面罩紧贴于患者口鼻上或呼吸器与气管插管套管相接，间歇、节律地挤压呼吸囊（一次700～1000mL气体），形成被动吸气后呼气，10～12次/min，可持久、有效的人工呼吸，适合现场抢救。气管内插管后机械通气，以机械方式进行人工呼吸，特别适用于无自主呼吸或自主呼吸极微弱、肺泡通气不足、急性呼吸窘迫综合征等。

（3）监听呼吸音的声音，保持管道通畅，防止扭曲或呼吸道梗阻。

3.胸外电除颤术

（1）除颤前，正确连接各部件、检查仪器性能、接电源，做好除颤前的准备工作。

（2）电极板涂导电胶或用生理盐水纱布包裹，分别放置在心尖部和胸骨右侧缘第二肋间。

（3）充电：直流电除颤，首次200J，再次可增加至270J，第三次或以上可360J。

（4）除颤：术者手持电极绝缘柄，身体离开患者和床，按下放电钮，直流电电击时间为0.0025～0.004s。患者抽动一下，立即观察心电示波器，并听心音。若仍有心室纤颤，可准备第二次除颤。

4.心肺复苏有效指征

心电图恢复、触及大动脉搏动、瞳孔缩小、对光反射、睫毛反射及吞咽反射恢复、自主呼吸恢复、口唇发绀逐渐减轻、收缩压＞10.6kPa（80mmHg）。

三、局麻药物毒性反应

（一）定义

是指短时间内血液中药物浓度过高，超过机体耐受性而引起的中毒反应。

（二）临床表现

早期表现为面色苍白、出冷汗、反应迟钝、眩晕、躁动、肌肉抽搐、血压上升、脉率增加，晚期可导致呼吸衰竭或心搏骤停等。

（三）急救措施

（1）立即停止用药，并报告麻醉医生。

（2）托起下颌，给氧，4L/min。必要时面罩吸氧或气管内插管，进行辅助呼吸。

（3）固定四肢，防止坠床。

（4）出现惊厥，放牙垫，防止舌咬伤。常用药物有：硫喷妥钠静脉注射或地西泮10～20mg 静脉注射；出现低血压，酌情给麻黄碱等升压药或扩充血容量，以维持循环功能；若心动过缓时，静脉注射阿托品 0.5mg。

（四）监测要点

（1）监测循环状况：定时测量心率、血压及尿量。

（2）监测呼吸状况：观察呼吸频率、血氧饱和度及皮肤的颜色。

四、呼吸道梗阻

（一）定义

指舌后坠、分泌物过多、喉痉挛、误吸等原因引起的呼吸道不畅，换气障碍。

（二）临床表现

患者突然出现呼吸困难，呼吸频率加快，口唇青紫，血氧饱和度下降，躁动不安。

（三）急救措施

（1）舌后坠，用手托起下颌或用舌钳将舌头牵拉。

（2）分泌物过多，应及时清除，改善呼吸。

（3）喉痉挛，轻者应停止麻醉和一切刺激，用面罩加压给氧；重者可静脉给肌松剂（司可林）；松弛声门，快速气管插管，上呼吸机。必要时备气管切开包。

（四）监测要点

密切观察呼吸频率、节律及血氧饱和度的变化。

五、急性肺水肿

（一）定义

是指由于术中输液过多过快、左心衰竭、误吸或使用血管收缩药不当等引起的肺部急性淤血的综合征。

（二）临床表现

频繁咳嗽，咳出或从口鼻腔中涌出粉红色泡沫样痰。肺部听诊可闻及广泛的湿啰音和哮鸣音。

（三）急救措施

（1）立即限制输液量，给氧 4L/min 行加压呼吸。

（2）遵医嘱用药：静脉注射强心药毛花苷 C（西地兰）、利尿药呋塞米（速尿）、血管扩张药、大剂量地塞米松等。

（3）必要时，上止血带。止血带轮流加压于四肢近端，5min 换一侧肢体。平均每侧肢体加压 15min，放松 5min。

（四）监测要点

（1）监测呼吸状况：呼吸频率、血氧饱和度。

（2）监测循环状况：测量心率、血压及尿量。

六、低血压

（一）定义

指由于术中失血过多、麻醉过深、椎管内麻醉平面过高，内脏牵拉反应、腔静脉变化，低温，缺氧，与严重高碳酸血症、体位改变以及术前与术中用药不当等。

（二）临床表现

心率增快、血压下降、烦躁不安，面色灰白、皮肤湿冷等。

（三）急救措施

（1）协助医生迅速查明原因，予以针对治疗。

（2）如为低血容量性休克，应迅速补充血容量。

（3）保持输液通畅，加快输液速度。

（4）减轻麻醉、手术操作的刺激或用局麻药做局部封闭。

（5）积极处理缺氧和高碳酸血症。

（6）根据医嘱静脉注射麻黄碱收缩血管，提高血压。

（四）监测要点

监测心率、心律及血压的波动情况。

七、心律失常

（一）定义

指手术过程中麻醉或手术操作刺激、麻药及其他药物影响等导致的心脏异常搏动。

（二）临床表现

心慌、心悸，心率加快或减慢，心电图异常等。

（三）急救措施

（1）明确心律失常的原因，去除原因，如暂停手术、减轻麻醉、加强通气、纠正电解质紊乱等。

（2）纠正心律失常常用的药物有2%利多卡因、阿托品、普萘洛尔（心得安）、异丙肾上腺素等。

（四）监测要点

加强循环状况的监测，定时测量心率、心律，观察心电图及血压的变化。

八、多器官复合伤的抢救

（一）定义

多器官复合伤（简称多发伤）是指在外力撞击下，人体同时有两个以上的部位脏器受到严重损伤，即使这些伤单独存在，也属较严重者（单纯的脊柱压缩骨折、轻度软组织伤、手足骨折等除外）。

（二）多器官复合伤的确定

具有下列伤情 2 条以上者可确定为多发伤：

（1）头颅伤：颅骨骨折伴有昏迷、半昏迷的颅骨内血肿，脑挫伤，颌面部骨折。

（2）颈部伤：颈部外伤，伴有大血管损伤、血肿、椎损伤。

（3）胸部外伤：多发性肋骨骨折、血气胸、肺挫伤、纵隔、心脏、大血管和气管损伤，膈肌破裂。

（4）腹部损伤：腹内出血、内脏伤、腹膜后大血肿。

（5）泌尿生殖系损伤：肾破裂、膀胱破裂、子宫破裂、尿道断裂、阴道破裂。

（6）骨损伤：骨盆骨折伴有休克、脊椎骨折伴有神经系统损伤、上肢、肩胛、长骨骨干骨折、下肢长骨骨干骨折、四肢广泛撕脱伤等。

（三）多发性复合伤的特点

应激反应重、伤情变化快、病死率高；伤势重、休克发生率高；易发生低氧血症；易漏诊和误诊；多发伤多数需要进行手术治疗；伤后并发症和感染率发生高。

（四）急救措施

（1）接到手术通知单时应准确了解伤情及诊断，了解患者姓名、性别、年龄、手术部位及拟施行手术名称。

（2）迅速做好手术前的各项准备工作，除手术间常规物品外，还应备好器械包、敷料包、手术衣、气管切开包、心脏按压包、除颤器、硬膜外穿刺包、急救药品和抢救物品、一次性中单2块（1块铺手术床、1块备用）等。

（3）患者入手术室时，应与急诊科护送人员交接病情、用药、静脉通道、是否留有尿管、胃管、皮试结果、尿量、引流量等，检查化验单是否齐全，有无携带贵重物品。

（4）如休克患者，过床时应先移下肢，然后抬高头部平移至手术床，防止窒息。

（5）若未建立静脉通道，应先选大血管迅速建立静脉通道1～2条，并妥善固定。若穿刺困难，立即协助医生做静脉切开。

（6）连接吸引器，配合麻醉医生开始麻醉工作。

（7）器械护士开台、补充台上所需物品并洗手上台；巡回护士摆放手术体位、上约束带固定患者；待医生消毒铺巾后，巡回护士迅速清理地面杂物，与器械护士、第二助手共同清点物品。

（8）手术开始前打开无影灯照至手术部位，迅速接好电刀、电凝、气囊止血带，并调到指定工作参数，手术开始后整理术间物品，保证术间的整洁有序。

（9）术中密切观察患者生命体征、尿量、出血量，对输入液量做到心中有数，发现异常及时报告麻醉医生或手术医生，术中各抢救设备出现故障，应迅速协助排除，器械不足立即给予补充，以免耽误抢救。

（10）维持术间秩序，控制人员进入，并减少室内不必要的走动。

（11）严格执行查对制度，落实无菌技术操作规程，做好各项抢救记录。

（12）认真填写急诊登记本、交班本。术毕整理手术间，物品放归原处。

（五）特殊物品准备及配合

（1）头颅伤、颌面部伤：备深静脉穿刺包，脑科托盘、头圈、双极电凝、骨蜡、脑棉片、20mL注射器1个，内用生理盐水，并认真做好深静脉穿刺时的配合工作。

（2）胸部外伤：备侧卧位体位架、体位垫、深静脉穿刺包、胸腔闭式引流瓶。

（3）腹部、会阴部外伤：备大量无菌纱垫（用于填塞止血）、大量外用生理盐水；会阴部伤者备截石位腿架、肛门敷料。

（4）四肢骨折、广泛软组织撕脱伤等开放性伤：备清创车、外用生理盐水、过氧化氢（双氧水）、清洁绷带、电动骨钻、C型臂机、气压止血带等。

（5）监测要点：①监测循环状况：监测心率、血压、中心静脉压及尿量；②监测呼吸情况：观察呼吸频率、血氧饱和度及皮肤的色泽；③监测引流液、输入液量，正确估计出血量。

九、大面积烧伤的急救预案

（一）大面积严重烧伤的急救预案

1.轻度烧伤

总面积在10%以下的二度烧伤。

2.中度烧伤

总面积在11%～30%，或三度烧伤<10%。

3.重度烧伤

总面积在31%～50%，或三度烧伤在11%～20%；总烧伤面积<30%，伴下列情况之一者：全身情况较重或有休克者；有复合伤或合并伤；中、重度吸入性损伤。

（二）特重烧伤

总面积在51%以上，或三度烧伤＞21%。

1.临床表现

烧伤性休克基本为低血容量休克，故其临床与创伤或出血性休克相似，其特点如下：脉搏增速、尿量减少、口渴、烦躁不安、恶心与呕吐、末梢循环不良、血压和脉压的变化、化验检查数据的改变。

2.急救措施

抢救药品与器材的准备

（1）急救车的准备：急救车上放气管插管一套、急救盘（压舌板、开口器、血压计、听诊器等）、急救药品［山梗菜碱、尼可刹米、咖啡因、去甲肾上腺素、阿托品、葡萄糖酸钙、5%碳酸氢钠、毛花苷C（西地兰）］、气管切开包、静脉切开包、人工呼吸气囊等。

（2）清创物品的准备：清创车、大量肥皂液、生理盐水、0.05%氯己定（洗必泰）、过氧化氢（双氧水）、0.3%碘附、75%乙醇、剃须刀、无菌台布2~4块、治疗巾8块、纱布及绷带等。

3.烧伤休克的早期诊断与防治

（1）扼要询问病史，迅速估计伤情。了解致伤原因、受伤环境、受伤经过及处理情况，既往史。注意是否有休克、复合伤、中毒、吸入性损伤等。

（2）确定是否需要紧急气管切开。疑有吸入性损伤合并呼吸道梗阻、头面部严重烧伤、颈部或胸部三度环形切痂引起呼吸困难之一者，均应立即建立人工气道、气管内插管、环甲膜切开或环甲膜穿刺，气管切开。

（3）镇静止痛。现场已给药者，应待4h后方可重复给药（已有休克者，应静脉给药）。

（4）静脉穿刺或切开，保持输液通道通畅。制订补液及其他治疗计划。现时抽血进行交叉配血和必要的生化检查。

（5）留置导尿管、记尿量、测比重，注意有无血红蛋白尿、血尿。

（6）抢救人员应分工明确，各尽其责，确保救治工作顺利进行。主班护士，主要负责循环系统的复苏。快速建立多个静脉通道，必要时进行胸外心脏按压。采集化验标本，抽血送血型交叉实验，配合医生检查、清创，患者保温、导尿、执行口头医嘱等。辅助护士：主要负责呼吸系统的管理。保持呼吸道通畅，吸氧，观察生命体征的变化，合并外伤者做术前准备，如备皮等。机动护士：主要负责准备急救及手术用物、取血、做抢救记录和协助主班护士工作等（如无机动护士，上述工作由辅助护士完成）。

4.烧伤创面的处理

（1）剃除创面及附近的毛发（头发、胡须、腋毛、阴毛等），剪除指（趾）甲。

（2）用肥皂水或清水将创面周围皮肤洗净。污染较重时，肥皂水中可加入等量的过氧化氢（双氧水），以利去污，再用75%乙醇或氯己定溶液涂擦，注意乙醇不接触二度创面，以减轻伤员的痛苦。

（3）铺无菌单。以大量灭菌等渗盐水再次冲洗创面，纱布轻轻拭干，去除浮于创面上的污垢、泥沙、异物等。创面污染较重时，也可用大量清水冲洗，再用氯己定及生理盐水冲洗干净后，用无菌纱布轻轻吸干。

（4）清创后根据伤情采用暴露或包扎疗法。

5.清创中的注意事项

（1）特大面积烧伤，应在休克初步得到纠正后进行清创。

（2）禁止在静脉麻醉或其他全身麻醉下进行彻底清创。

（3）小儿烧伤面积较大者，即使休克已纠正，在简单清创时仍可出现再次休克，应引起注意。

（4）清创动作要轻柔，尽量减少伤员的痛苦及对创面的刺激，对某些休克尚不够平稳，但受伤时间已较长的伤员，可以采取分区清创的方法（如一次清创一个肢体，稍歇一定时间再清创一个范围）。这样既减轻了干扰，又不致过久延误清创时机。

（5）对于陷入创面的砂屑、煤渣，如不易清除掉时，就不必一次清除。

（6）浅二度的水疱疱皮一般不进行揭除。小水疱可不必处理或于水疱表面用75%乙醇或氯己定消毒后抽去水疱液；大水疱则可进行低位引流。清洁水疱疱皮的保存可以保护疱皮下创面，免受暴露和加深，以防止污染并减轻疼痛。

（7）深二度和三度表面的坏死表皮应去除，否则焦痂不易干燥，易致感染。

6.监测要点

（1）测循环状况：定时测心率、血压、中心静脉压、尿量。

（2）监测呼吸状况：呼吸节律、频率、深浅。

第四节 麻醉后复苏护理

一、麻醉苏醒室的任务

（1）救治当日全麻患者或部分麻醉术后未清醒者，直至清醒。

（2）监护和治疗在苏醒过程中出现的生理功能紊乱。

（3）患者苏醒后无异常，送入病房，如病情危重需进一步加强监测和治疗则直接进入重症监护治疗室（ICU）。

二、全麻苏醒期的护理配合

（一）患者制动

全麻苏醒期患者发生躁动的病例数量很多，故手术室护士要事先做好制动工作，以免患者坠落。并在患者拔管后，主动与其交流，判断其神志情况。对于完全清醒的患者只需告知其不能翻身，而对于尚未清醒的患者，要围起搬运床护栏，继续观察，寸步不离。

（二）检查各类导管的放置情况

包括胃管、营养管、引流管（T管、胸腔引流管、腹腔引流管等导尿管）、深静脉导管、漂浮导管，对于位置不当、引流不畅等情况应立即通知麻醉或手术医生，予以即刻处理。

（三）出血情况

检查引流瓶、切口周围敷料、拔除的动静脉穿刺口有无新鲜出血，是否呈持续性，督促医生及时处理。

（四）及时发现呼吸道梗阻

复苏期是呼吸道梗阻的高发期，包括舌后坠、喉痉挛、支气管痉挛、延迟性呼吸抑制等。所以，手术室护士应严密观察氧饱和度和患者的呼吸频率，及时提醒麻醉师各种呼吸抑制的发生，及时处理。

参考文献

[1]周红梅. 实用临床综合护理[M]. 汕头：汕头大学出版社，2021.

[2]石翠玲. 精编护理操作技术[M]. 上海：上海交通大学出版社，2018.

[3]伍海燕，贺大菊，金丹. 临床护理技术实践[M]. 武汉：湖北科学技术出版社，2018.

[4]陈素清. 现代实用护理技术[M]. 青岛：中国海洋大学出版社，2021.

[5]张文燕，冯英，柳国芳，等. 护理临床实践[M]. 青岛：中国海洋大学出版社，2019.

[6]沈翠珍. 内科护理[M]. 北京：中国中医药出版社，2016.

[7]唐英姿，左右清. 外科护理[M]. 上海：第二军医大学出版社，2016.

[8]吴欣娟. 临床护理常规[M]. 北京：中国医药科技出版社，2020.

[9]张玉荣. 新编实用常见病护理常规[M]. 汕头：汕头大学出版社，2020.

[10]刘沫，牟绍玉. 护理管理学[M]. 江苏：江苏凤凰科学技术出版社，2019.

[11]叶丹. 临床护理常用技术与规范[M]. 上海：上海交通大学出版社，2020.

[12]张铁晶. 现代临床护理常规[M]. 汕头：汕头大学出版社，2019.

[13]黄欢. 临床护理路径[M]. 昆明：云南科技出版社，2018.

[14]张俊英. 精编临床常见疾病护理[M]. 青岛：中国海洋大学出版社，2021.

[15]郭莉. 手术室护理实践指南（2017年版）[M]. 北京：人民卫生出版社，2017.

[16]张冬梅，胡小灵. 手术室护士规范操作指南[M]. 北京：人民卫生出版社，2016.

[17]池晓玲. 手术室护理实践指南[M]. 北京：人民卫生出版社，2015.